AUS DER
DERMATOLOGISCHEN KLINIK, ZÜRICH. DIR.: PROF. BR. BLOCH

ALLERGIESTUDIEN BEI DER ASCARIDENIDIOSYNKRASIE

HABILITATIONSSCHRIFT

ZUR ERLANGUNG

DER

VENIA LEGENDI

DER

MEDIZINISCHEN FAKULTÄT

DER

UNIVERSITÄT ZÜRICH

VORGELEGT IM MÄRZ 1928

VON

DR. WERNER JADASSOHN
I. ASSISTENT DER KLINIK

SPRINGER-VERLAG BERLIN HEIDELBERG GMBH 1928

ISBN 978-3-662-38748-1 ISBN 978-3-662-39635-3 (eBook)
DOI 10.1007/978-3-662-39635-3

Sonderabdruck aus
„Archiv für Dermatologie und Syphilis", **Bd. 156, H. 3**

Einleitung, Klinik und Hautproben.

Die Probleme der *Allergie* und der allergischen Reaktionen werden heute vielleicht auf keinem Gebiete der praktischen Medizin eifriger und eingehender diskutiert und bearbeitet als in der *Dermatologie*. Das ist durchaus erklärlich. Nicht nur hat sich seit den klassischen Untersuchungen *von Pirquets* die Haut des Menschen als das feinste und beste Testinstrument für die Erkennung und Wertung allergischer Vorgänge erwiesen, in gleicher Weise geeignet für die Prüfung spontan entstandener wie experimentell erzeugter Allergien, sondern die Erkenntnis bricht sich immer mehr Bahn, daß eine ungeahnt große Zahl von Dermatosen überhaupt nur auf dem Boden der Allergielehre in ihrer Pathogenese erfaßt werden kann.

Waren es bis vor kurzem vor allem hämatogene Allgemeinexantheme bei gewissen Infektionskrankheiten, wie Tuberkulide, Trichophytide, Syphilide u. a. m., zu deren Verständnis die Feststellungen der Allergielehre herangezogen werden mußten, so kommt man jetzt je länger je mehr zu der Erkenntnis, daß die Allergielehre auch für eine ganze Reihe von nicht infektiösen Hautkrankheiten von allergrößter Bedeutung ist. Es sind das vor allem Urticaria, Ekzem, Toxikodermie, Quinckesches Ödem und Prurigo, und wie ergänzend hinzugefügt werden mag, die außerhalb des Hautorgans sich abspielenden Krankheiten Asthma und Heufieber. Allen diesen Krankheitszuständen ist gemeinsam, daß sie als Idiosynkrasien auftreten, d. h. sie werden, so weit ihre Ätiologie bekannt ist, durch Einwirkungen verursacht, welche für die Mehrzahl der Menschen in den in Betracht kommenden Dosen irrelevant sind. Das grundlegende heute auf diesem ganzen Gebiet im Vordergrund stehende Problem ist nun aber, wie vor allem aus den Arbeiten von *Doerr, J. Jadassohn, Bloch, Biberstein, Coca, Storm van Leeuwen* u. a. hervorgeht, folgendes: Stimmt das biologische Prinzip, das diesen Idiosynkrasien zugrunde liegt, mit dem Mechanismus der allergischen Reaktion ganz oder annähernd überein? Von der Beantwortung dieser Frage hängt unsere ganze Anschauung der Pathogenese der genannten Krankheiten ab.

Es ist bei dieser Sachlage begreiflich, daß die Dermatologie allen Anlaß hat, sich mit den Erscheinungen und Problemen der Allergie intensiv zu beschäftigen. Von dem Erfolg dieser Bestrebungen wird es abhängen, ob sie nicht nur der nehmende, sondern auch der gebende Teil ist.

Diese Auffassung war es vor allem, die mich bewogen hat, eine spezielle, dem experimentellen Studium besonders gut zugängliche Form von Idiosynkrasie, die Überempfindlichkeit gegen *Ascariden* einer eingehenden Bearbeitung zu unterziehen und damit einen weiteren Baustein zum Studium dieser für die moderne Dermatologie wichtigen Phänomene zu liefern. In zweiter Linie sollten die Versuche etwas zum Verständnis der bei der Ascarideninfektion des Menschen auftretenden Krankheitssymptome beitragen, speziell was die durch Ascariden verursachten Dermatosen anbetrifft.

Von ärztlicher Seite wurde den Ascardien lange Zeit nur wenig Interesse entgegengebracht, während die Laien alle möglichen Krankheitssymptome auf die Wurminfektion zurückzuführen geneigt sind. Die Infektion mit Ascariden ist ganz außerordentlich verbreitet, in gewissen Gegenden dürfte es kaum erwachsene Menschen geben, die nicht ein- oder mehrmals in ihrem Leben Ascariden gehabt haben. Die in der Literatur sehr zahlreich veröffentlichten Statistiken über Stuhluntersuchungen auf Wurmeier, geben je nach der Gegend sehr verschiedene Werte, zum Teil aber solche, die außerordentlich hoch sind. So fand z. B. *Hage* in einer Thüringer Gemeinde bei 40% der untersuchten Schulkinder Ascariden, *Faria y Gomez* fand bei 1200 Kindern bis zu 12 Jahren sogar 65,2% mit Würmern oder Wurmeiern im Stuhl.

Wenn man die Literatur über die durch Ascariden verursachten Krankheitssymptome durchsieht, so findet man so viele Fälle von schweren und schwersten Krankheitsbildern beschrieben, bei denen die ursächliche Bedeutung der Ascariden mehr oder weniger fest steht, daß man sich die Frage vorlegen muß, ob man nicht dieser bei Menschen und auch bei den Haustieren außerordentlich verbreiteten Infektion von ärztlicher Seite mehr Interesse entgegenbringen sollte, als dies bisher vielerorts geschieht.

Die Ascariden können hauptsächlich auf 3 Arten für den Menschen gefährlich werden. Wenn man einerseits an die Größe der Parasiten denkt und andererseits an die Mengen, die dann und wann gefunden wurden (z. B. Abgang von 450 Ascariden in einem Fall von *Fanconi*, Abgang von 120 Ascariden in einem Fall von *Przedborske* u. a. m.), so ist es a priori verständlich, daß die Ascariden rein *mechanisch* zu schweren Krankheitsbildern und sogar zum Exitus führen können. Vergegenwärtigt man sich ferner noch die Tatsache, daß die Ascariden eine Vorliebe haben, in enge Kanäle (z. B. Gallenwege) zu schlüpfen, so muß man sich wundern, daß bei der großen Verbreitung der Infektion nicht noch viel mehr Erkrankungen durch das mechanische Moment zustande kommen.

Flury hat in sehr ausgedehnten chemischen Untersuchungen nachweisen können, daß sich im Ascaridenorganismus zahlreiche *pharmakologisch wirksame* Substanzen finden (Alkohole, Aldehyde, Ester). An diese Substanzen muß man denken, wenn man bei mit Ascariden infizierten Individuen Krampfanfälle, Konvulsionen, Trismus, Pupillenstarre, Meningismus, Leibschmerzen, schlechtes Aussehen, Abmagerung, Anämie, Wechseln der Gesichtsfarbe, Jucken der Nase, Brennen der Augen, Speichelfluß, Durchfälle, Darmkatarrhe, Erbrechen findet, Symptome, die *Strassburger* im Handbuch der inneren Medizin als bei Ascaridenträgern vorkommend aufzählt, und die sich aus der kasuistischen Literatur noch weiter vermehren ließen.

Die folgenden Untersuchungen sollen sich weder mit den mechanisch bedingten Krankheitserscheinungen noch mit den durch pharmakologisch wirksame Gifte verursachten Schädigungen befassen, sondern mit der dritten Art der Schädigung durch Ascariden: *der Auslösung allergischer Reaktionen.*

Daß in den Ascariden Substanzen vorhanden sind, die allergische Reaktionen beim Menschen auslösen können, das ergibt sich in ganz besonders klarer Weise aus Erfahrungen, die zahlreiche Experimentatoren beim Arbeiten mit Ascariden an sich selber machen mußten. ,,Es liegen in der Literatur", schreibt der Zoologe *Goldschmidt* schon 1910, ,,eine ganze Anzahl Angaben darüber vor, daß die Ausdünstungen der Tiere, besonders auf die Schleimhäute des Menschen, einen höchst giftigen Einfluß ausüben, der durch Berühren mit dem flüssigen Inhalt der Leibeshöhle noch bedeutend verstärkt wird". Zu einem ganz entsprechenden Resultat war *Miram* schon 1844 gelangt.

Goldschmidt selbst besitzt Erfahrungen über ca. 20 Fälle. Es ist ihm in erster Linie aufgefallen, daß ,,eine große Verschiedenheit in der Empfindlichkeit zwischen den einzelnen Menschen besteht". (Es gibt auch Leute, die trotz intensiven Kontakts mit der Noxe nicht erkranken.) Des ferneren konstatierte er (z. B. auch an sich selber), daß die Empfindlichkeit meist im Anfang gering ist und durch das Arbeiten mit den Ascariden sich allmählich steigert, daß es aber auch Menschen gibt, bei denen die erstmalige Präparation eines Wurmes genügt, um langwierige Folgeerscheinungen zu zeitigen. Die auffälligsten Krankheitserscheinungen, auf die *Goldschmidt* aufmerksam gemacht hat, sind Entzündungen der Schleimhäute der Conjunctiven, der Nase und des Rachens und vor allem Husten und Asthma. Hier und da kam noch eine Schwellung der Hände hinzu. Am Schlusse seiner Mitteilung weist *Goldschmidt* noch darauf hin, daß, worauf ihn *Marcus* aufmerksam machte, die Symptome der Ascaridenvergiftung ,,in merkwürdiger Weise mit denen des Heuschnupfens übereinstimmten".

Die Ascariden sind auf verschiedenen Gebieten ein sehr beliebtes Versuchsobjekt und darum mehren sich Beobachtungen, wie sie von *Goldschmidt* u. a. publiziert wurden. Auch ich hatte Gelegenheit, einige solche Fälle zu beobachten.

Die Fälle, die ich hier wiedergebe, bilden den Ausgangspunkt für meine Untersuchungen.

Im letzten Sommer wurde auf Veranlassung von Herrn Prof. *Schinz* eine strahlenbiologische Dissertation mit Ascariden durchgeführt. Als Herr cand. med. Z. mit der Arbeit begann, litt er an Schnupfen und Nebenhöhlenentzündungen. Diese Beschwerden hielten den ganzen Sommer an, ohne daß ihnen von Herrn Z. weitere Beachtung geschenkt worden wäre. Sie wurden ihm erst auffällig, weil sie plötzlich verschwanden, als er in den Militärdienst einrückte, um sofort, und zwar in verstärktem Maße, wieder aufzutreten, als er seine Arbeit im Institut wieder aufnahm. Es kam jetzt auch noch eine Schwellung der Umgebung der Augen hinzu, die jeweilen abklang, wenn Herr Z. 2—3 Tage keinen Ascaris präparierte, aber immer wieder kam, wenn er mit Ascariden arbeiten mußte. Am 27. X. 1927 habe ich bei Herrn Z. etwas Leibeshöhlenflüssigkeit von Ascaris megalocephala auf einen Impfstrich appliziert: *es entstand keine Reaktion*. Am gleichen Tage präparierte Herr Z. Ascariden und hatte dabei *gar keine Beschwerden*. Aus äußeren Gründen mußte er jetzt die Arbeit 14 Tage aussetzen, während welcher er sich vollständig wohl fühlte. Nach ihrer Wiederaufnahme setzten Schnupfen, Nebenhöhlenbeschwerden und Schwellung an den Augen wieder ein. Die Beschwerden waren aber nicht so stark wie früher. Am 28. XI. 1927 (Herr Z. hatte Eier von Ascaris megalocephala gezählt, und es bestand Schnupfen und geringgradige Schwellung um die Augen) fiel eine durch Applikation auf Impfstrich vorgenommene Hautprüfung mit Ascaris lumbricoides schwach, aber deutlich positiv aus, d. h. es bildete sich unter heftigem Jucken eine deutliche Quaddel mit rotem Hof. Nach Abschluß der Arbeit hörten die Nebenhöhlenbeschwerden bei Herrn Z. nicht vollständig auf, so daß er sich operieren ließ. Die Operation, bei der es nebenbei bemerkt, auffällig stark blutete, führte zur vollständigen Heilung.

Bei diesem zuerst beobachteten Fall scheint der Zusammenhang zwischen den relativ geringen Krankheitssymptomen und der Arbeit mit Ascariden vielleicht nicht absolut bewiesen, aber doch sehr wahrscheinlich. Speziell hervorzuheben ist die negative Hautreaktion zu einer Zeit, während welcher der Patient ungestraft mit Ascariden hantieren konnte, während sie zu einer anderen Zeit, in der geringe Beschwerden bestanden, schwach positiv war.

Der 2. Fall betraf den Vater von Herrn cand. med. Z., Herrn Dr. Z., Physiker, dessen Anamnese, außer daß er früher hier und da an Nasenkatarrh, Husten und einmal an Conjunctivitis gelitten habe, nichts Besonderes aufwies. Als Herr Dr. Z. im Frühjahr 1927 zum erstenmal den Raum betrat, in dem sein Sohn mit Ascariden arbeitete, erkrankte er an einer starken Conjunctivitis und Husten. Bei den folgenden Besuchen verstärkten sich die Erscheinungen; besonders heftig waren sie, nachdem der Patient einmal während längerer Zeit sich über die Gefäße gebeugt hatte, in welchen die Ascariden waren. Es trat eine sehr heftige und quälende Conjunctivitis auf, ferner ein sehr starker Hustenreiz und zum erstenmal auch das Gefühl der Engigkeit. Der Patient konnte 2 Tage lang seiner Arbeit nicht nachgehen. Einige Wochen später betrat der Patient den Raum, in welchem Ascarideneier in einer offenen Schale vorhanden waren. Sofort traten Conjunctivitis und Asthma wieder auf und blieben mehrere Tage bestehen. Als der Patient, wieder einige Wochen später, den Raum betrat, in dem sich zur Zeit weder Ascariden noch Ascarideneier befanden, traten die Erscheinungen wieder auf. Am 1. XI. 1927 applizierte ich bei dem Patienten etwas Leibeshöhlenflüssigkeit von

Ascaris megalocephala auf Impfstrich. Es entstand eine mehr als fünffrankstückgroße Quaddel mit rotem Hof. Bald nach der Applikation traten bei dem Patienten geringe asthmatische Beschwerden auf, die, trotzdem der Patient seinen Sohn im Institut nicht mehr besuchte, ca. 3 Wochen anhielten. Sie sind erst wieder vollständig verschwunden, seitdem der Sohn, der bei den Eltern lebt, jedesmal nach der Arbeit mit Ascariden, bevor er nach Haus geht, die Kleider wechselt.

In diesem Fall ist der Zusammenhang zwischen Conjunctivitis, Husten, Asthma und Ascariden sicher. Theoretisch und praktisch wichtig ist 1. das experimentell festgestellte Vorhandensein einer starken urticariellen Überempfindlichkeit der Haut bei diesem Patienten und 2. die geringen Mengen von Substanz, die zur Auslösung der Krankheit genügen.

Den 3. Fall beobachteten wir, als wir schon angefangen hatten mit Ascariden zu experimentieren.

Während ich selber ohne irgendwelche Unannehmlichkeiten zu beobachten, etwa 30 Exemplare von Ascaris megalocephala in der Fleischmaschine verarbeiten konnte, erkrankte der Laborant der Klinik, Herr K., der vorher nie Ascariden präpariert hatte, nach dieser Arbeit an beängstigenden Krankheitserscheinungen. Während der Arbeit selber bemerkte er nichts Besonderes. Nach ihrer Beendigung beschäftigte er sich noch ca. $1/_2$ Stunde mit etwas anderem und ging dann dazu über, die Fleischmaschine zu reinigen. Kaum hatte er sie auseinandergenommen, so traten plötzlich starke Schmerzen im linken Auge auf. Ein im Laboratorium anwesender Kollege stellte eine sehr starke Conjunctivitis und eine Schwellung der ganzen linken Gesichtshälfte fest. Wenige Minuten später entwickelten sich auf der linken Gesichtshälfte unter heftigem Jucken urticarielle Quaddeln. Dazu gesellte sich ein Gefühl von Trockenheit im Halse und ein von Minute zu Minute zunehmendes Gefühl von Engigkeit, das Herrn K. veranlaßte, sofort ein Fenster aufzureißen. Etwa 10 Minuten nach Beginn der Erkrankung entstand ein heftiger Asthmaanfall (12% Eosinophile im Blut). Nach ca. 1 Stunde (wir hatten dem Patienten 0,5 Adrenalin 1:1000 subcutan injiziert) war nur noch eine starke Conjunctivitis des linken Auges vorhanden. In der Nacht stellte sich wieder ein Gefühl von Engigkeit ein. Der Patient konnte nicht schlafen, sondern verbrachte den größten Teil der Nacht am offenen Fenster. Am nächsten Tage bestanden keine nennenswerten Beschwerden mehr.

Nach dieser Beobachtung sind wir vorsichtiger geworden. Wir haben, so weit es möglich war, bei der Arbeit mit Ascariden Gasmasken getragen und haben alle Versuche mit Ausnahme der Impfungen am Patienten in einem Raume, der nur zu diesem Zweck benutzt wurde, durchgeführt.

Herr K. wurde selbstverständlich nun nicht mehr zu diesen Versuchen herbeigezogen; dagegen hat ein Wärter mehrere Male Ascariden zur Gewinnung der Leibeshöhlenflüssigkeit in Stücke zerschnitten, eine Beschäftigung, die bei mir selber und im Anfang auch bei ihm keinerlei Krankheitssymptome hervorrief. (Es wurden immer Gasmasken bei dieser Arbeit getragen.) Später entwickelte sich bei dem Wärter während der Arbeit an den Unterarmen (die Hände waren durch Gummihandschuhe geschützt) eine Urticaria und einmal nach Abnehmen der Gasmaske ein mäßig starker Anfall von Dyspnöe und Schnupfen. Ich selber, der ich während 3 Monaten täglich mit Ascariden zu tun hatte, habe nur einmal, als ich ohne Gasmaske etwas unvorsichtig mit Ascaridenflüssigkeit hantierte, etwa eine $1/_2$ Stunde lang einen starken und unangenehmen Hustenreiz mit starken Kopfschmerzen gehabt.

Allgemeinerscheinungen bei der Applikation von Ascaris auf Impfstrich habe ich nur in einem einzigen Falle beobachtet. (Es wurden im ganzen über 260 Personen in dieser Weise untersucht.) Dieser Fall zeigte ganz entsprechende Erscheinungen wie ein von *Ranson* publizierter, in dem zufällig auf eine kleine Kratzwunde etwas Ascaridenflüssigkeit gelangt war. Ein ähnlicher Fall wurde auch von *Rackemann* und *Stevens* beobachtet.

Bei Patient G. (Ekzem) wurde am 8. I. 1928 ein Impfstrich mit Leibeshöhlenflüssigkeit von Ascaris megalocephala angelegt. 30 Minuten nach der Impfung (es hatte sich an der Impfstelle eine fast fünffrankstückgroße Quaddel mit rotem Hof gebildet) trat plötzlich Hitzegefühl, Hustenreiz, eine akute Conjunctivitis an beiden Augen und ein Exanthem auf, das in der kürzesten Zeit die Haut des ganzen Körpers mit Ausnahme der Füße befallen hatte. Die Haut des Patienten war hochrot und während man in den ersten Augenblicken noch einzelne Quaddeln sah, konfluierten diese rasch, so daß schließlich das ganze Unterhautzellgewebe ödematös war. Die Haut fühlte sich überall heiß an. Es bestand *kein* Jucken. $^3/_4$ Stunden nach der Impfung begann das Exanthem im Gesicht abzuklingen. Es bestand keine Eosinophilie (1,37%). Vier Stunden nach der Impfung ist das Exanthem sehr stark zurückgegangen, man sieht wieder einzelne urticarielle Quaddeln. 19 Stunden nach der Impfung ist das Exanthem verschwunden, nur an der Impfstelle findet sich noch während einiger Stunden eine urticarielle Quaddel mit rotem Hof[1].

Die in der Literatur und die hier mitgeteilten Fälle haben in erster Linie theoretisches Interesse. Praktisch wichtig scheinen sie zuerst nur für den, der mit Ascariden experimentiert. Abgesehen von der Möglichkeit, daß sich an diese Befunde vielleicht praktisch wichtige Überlegungen für die beim Ascaridenträger auftretenden Krankheitserscheinungen anknüpfen lassen, kommt ihnen möglicherweise auch sonst noch eine gewisse Bedeutung für die allgemeine Praxis zu. Der im folgenden beschriebene Fall macht dies wahrscheinlich:

Frau F., 32jährig, Familienanamnese o. B. Persönliche Anamnese: Als Kind Masern, Erythema nodosum (?), Gelbsucht, Appendicitis (nicht operiert). Mit 18 Jahren Gelenkrheumatismus. Mit 22 Jahren heiratet Patientin einen Metzger. Mit 23 Jahren wegen Keratitis parenchymatosa (keine Anhaltspunkte für Lues) lange in Behandlung. *Mit 24 Jahren zum erstenmal Asthma.* Die Anfälle waren leicht und selten, bis etwa ein Jahr später der Mann eine Kuttlerei übernahm, in der die Patientin eifrig mithalf. Nun traten die Asthmaanfälle sehr häufig und außerordentlich stark auf, so daß sie der Patientin das Leben vergällten. Sie schildert die Anfälle absolut charakteristisch. Seit jener Zeit steht sie immer in ärztlicher Behandlung. Es wurden sehr verschiedene Medikamente versucht, zeitweise mußten zahlreiche Einspritzungen an einem Tage gemacht werden, einmal sogar eine Narkose. 1925 Appendektomie. Im 1. Stuhl post operationem fand die

---

[1] *Anmerkung bei der Korrektur:* Wir haben seither noch 2 ganz entsprechende Fälle beobachtet. Trotzdem die Krankheitserscheinungen in allen Fällen relativ rasch abgeklungen sind, so möchte ich doch zu größter Vorsicht bei solchen Untersuchungen mahnen. Auch wenn das Antigen nur auf Impfstrich appliziert wird, könnten sich einmal schwerere Zwischenfälle ereignen.

Schwester so viele Ascariden, „wie sie noch nie beieinander gesehen hatte". Patientin war 4—5 Monate im Spital und während der ganzen Zeit trat kein Asthmaanfall auf. Bald nach der Rückkehr nach Hause, der Mann hatte die Kuttlerei aufgegeben und arbeitete in einem Schlachthof, trat das Asthma wieder auf, allerdings nie mehr so stark wie während der Arbeit in der Kuttlereï. Sobald Patientin in die Ferien geht, verschwindet das Asthma vollständig, um bei der Rückkehr sofort wieder zu rezidivieren.

Am 19. I. 1928 wurde die Patientin von uns untersucht. Die interne Untersuchung (Dr. *Werner*) ergab: Emphysema pulmonum, Bronchitis in den rechten unteren Lungenpartien, Myodegeneratio cordis leichten Grades. Im Blut 9,25% Eosinophile. WaR. negativ. Auf Applikation von Ascaris megalocephala auf Impfstrich zeigt Patientin eine ungewöhnlich starke urticarielle Reaktion mit sehr heftigem Jucken. Stuhluntersuchung auf Ascariden negativ, trotzdem Chenosankur. Es gehen keine Würmer ab. Wir haben der Patientin geraten, nicht mehr auf den Schlachthof zu gehen und ihren Mann zu veranlassen, bevor er nach Hause kommt, die Kleider zu wechseln. Seither ist die Patientin vollständig beschwerdefrei, was wir nicht gut auf ein suggestives Moment zurückführen können, da das Vertrauen der Patientin in die Ärzte ziemlich stark erschüttert war[1].

In dem hier beschriebenen Fall ist es äußerst wahrscheinlich, daß das 7 Jahre dauernde schwere Asthma der Patientin auf den im Schlachthof vorhandenen Ascariden beruhte, denn die Patientin war auf Ascariden sehr stark empfindlich. Den Rat, den wir ihr gegeben haben, nicht mehr auf den Schlachthof zu gehen und zu veranlassen, daß ihr Mann, bevor er von der Arbeit nach Hause kommt, die Kleider wechselt, hat genügt, sofort vollständiges Schwinden aller Beschwerden zu bewirken.

Die in den mitgeteilten Fällen hervorgerufenen Krankheitssymptome müssen als *idiosynkrasische* bezeichnet werden, wenn man unter Idiosynkrasie das versteht, was die Klinik darunter zu verstehen gewohnt ist; denn für sie ist das wichtigste Charakteristicum des Idiosynkrasikers die Tatsache, daß er auf eine bestimmte Noxe qualitativ oder quantitativ stark abweichend vom Normalen reagiert. Mit genau dem gleichen Recht, mit dem man den Heuschnupfen und gewisse Formen von Asthma und Urticaria als idiosynkrasisch bezeichnet, kann man auch die urticariellen, asthmoiden und heuschnupfenartigen Symptome, die durch Ascariden hervorgerufen werden, idiosynkrasisch nennen. Idiosynkrasie ist ein klinischer Begriff und dem klinischen Sprachgebrauch nach werden Menschen, die wie Dr. Z. einen Asthmaanfall bei Betreten eines Zimmers bekommen, in dem Ascariden vorher vorhanden waren, ohne daß dies für alle anderen in diesem Raum beschäftigten Menschen irgendwelche unangenehmen Folgen hatte, als Idiosynkrasiker bezeichnet. Wenn sich dann herausstellt, daß die Mehrzahl der Menschen auf die gleiche Substanz reagiert wie Dr. Z., nur in viel geringerem Maße, so wird man, wenn man sich nicht über den Sprachgebrauch hinweg-

---

[1] Seit Fertigstellung der Arbeit hat die Patientin ein Rezidiv gehabt, das darauf zurückzuführen ist, daß ihr Sohn Ascariden hatte. Nach Abtreibung derselben verschwanden die Krankheitserscheinungen bei der Mutter.

setzen will, nicht behaupten, daß die meisten Menschen Idiosynkrasiker auf diese Substanz sind, selbst wenn man davon überzeugt ist, daß der Reaktionsmechanismus auf Ascariden bei Dr. Z. und bei denjenigen, die auch, nur sehr viel schwächer auf Ascariden reagieren, identisch ist.

Die Ähnlichkeit der durch Einwirkung der Ascaridennoxe von außen auftretenden Krankheit mit dem Heuschnupfen, dem Asthma durch Klimaallergene u. a. m. läßt ohne weiteres die Frage stellen, ob es sich bei den durch Ascariden hervorgerufenen Erscheinungen ebenfalls um einen *allergischen* Reaktionsmechanismus handelt, wie er bei den zuerst erwähnten Krankheiten angenommen wird. Definiert man nach *v. Pirquet, Doerr* und *Bloch* allergische Krankheiten als Krankheiten, die auf Antigen-Antikörperreaktionen beruhen, so ist die Frage, ob der Reaktionsmechanismus bei der Ascaridenempfindlichkeit ein allergischer ist, identisch mit der Frage: Handelt es sich hier um eine Antigen-Antikörperreaktion?

Bevor ich auf diese Frage eingehe, muß ich noch darauf zu sprechen kommen, *wie häufig sich die Fähigkeit, auf Ascariden zu reagieren, beim Menschen findet.* Die Erfahrungen in den verschiedensten Laboratorien, welche zeigen, daß sich bei der Arbeit mit Spulwürmern so häufig Zwischenfälle ereignen, lassen schon voraussehen, daß eine systematische Untersuchung dieser Frage einen hohen Prozentsatz empfindlicher Personen ergeben wird. Zahlenmäßige Angaben können nur durch systematische, experimentelle Untersuchungen erzielt werden. Die Methodik für solche Untersuchungen ist sehr naheliegend und sehr einfach. Genau so wie beim Heuschnupfen und bei verschiedenen Asthmaformen findet sich auch bei der Ascaridenempfindlichkeit eine urticarielle Hautreaktion nach der Applikation der auslösenden Noxe auf Impfstrich, wie sich das aus den Untersuchungen von *Ransom, Fülleborn* u. a. ergibt.

Ransom hat bei 20 Personen mit einem Extrakt aus Ascariden eine Prüfung der Empfindlichkeit auf Applikation des Extraktes auf Impfstrich vorgenommen. Vier Personen reagierten positiv, von denen drei durch länger dauernde Beschäftigung mit Ascariden sensibilisiert worden waren. *Fülleborn* fand unter 22 Personen 14 Überempfindliche, also eine viel größere Zahl als *Ransom*, was wohl auf die Verwendung von getrockneter Ascaridensubstanz an Stelle von Extrakten zurückzuführen ist.

Hegglin hat jetzt an unserer Klinik, in einem Waisenhaus, in einem Alters- und einem Säuglingsheim 257 Personen auf ihre Empfindlichkeit gegen Ascariden geprüft, und zwar hat er dafür Leibeshöhlenflüssigkeit von Ascaris megalocephala und Dialysat derselben (4fach konzentriert) verwendet. Aus den Untersuchungen *Hegglins* ergibt sich:

1. Die urticarielle Empfindlichkeit gegen Ascariden ist außerordentlich verbreitet. Nur ca. 20% der geprüften Personen (zwischen dem 2. und 40. Altersjahre) reagierten negativ.

2. Sämtliche untersuchten Kinder unter 1 Jahr reagierten vollständig negativ.

3. Im höheren Alter scheint die Fähigkeit, urticariell auf Ascariden zu reagieren, wieder abzunehmen.

4. Personen, die sicher einmal Ascariden gehabt haben (zum Teil in großen Mengen, in einzelnen Fällen kurz vor der Prüfung), können negativ auf Ascariden reagieren. Ob Personen, die sicher nie Ascariden gehabt haben, positiv reagieren können, ist nicht festzustellen, da Ascariden ohne Wissen des Befallenen vorhanden gewesen sein können.

5. Stark positive Hautreaktion ist bei Personen, die Ascariden in der Anamnese haben, nicht häufiger als bei solchen, die eine vorausgegangene Helmintheninfektion negieren. Vollständig negative Hautreaktionen finden sich bei ersteren etwas seltener als bei letzteren.

Der interessante Befund, daß die Empfindlichkeit gegen Ascariden so außerordentlich verbreitet ist, läßt sofort die Frage stellen, ob diese große Verbreitung der Empfindlichkeit im Zusammenhang steht mit der ebenfalls so häufigen Infektion mit Ascariden. Dies wäre a priori wahrscheinlich, schon deswegen weil Hautreaktionen mit Echinokokkenextrakten (Casonireaktion) und bei Applikation von Strongyloidesantigen, wie *Fülleborn* gezeigt hat, bei nicht infizierten negativ ausfallen. Ebenso scheint es nach Angaben von *Schröpfl* und *Goetz* bei der Oxyureninfektion zu sein. Bei der Ascarideninfektion hatte *Fülleborn* den Eindruck, daß negative Reaktionen speziell bei nicht infizierten vorkämen, während *Weinberg* und *Julien* bei Pferden für die Ophthalmoreaktion geneigt sind, eher das Gegenteil anzunehmen. *Brüning*, der mit dem *Fülleborn*schen Antigen (Trockensubstanz aus Ascaris lumbricoides) gearbeitet hat, hält die Cutanprobe zur Diagnose einer überstandenen oder noch bestehenden Spulwurminfektion für brauchbar, trotzdem er bei 94 Fällen (nach Abzug der Säuglinge) 9mal trotz Fehlen von Würmern eine positive und 15mal trotz Vorhandensein von Würmern eine negative Hautreaktion erhielt[1]. Die Untersuchungen von *Hegglin* sprechen nicht mit Sicherheit für einen Zusammenhang von positiven Hautreaktionen und Ascaridiasis. Sicher ist, daß eine Ascarideninfektion, auch eine mit vielen Parasiten, vorausgegangen sein kann und trotzdem keine urticarielle Überempfindlichkeit entstanden sein muß, selbst wenn die Infektion noch nicht lange zurückliegt. Das Fehlen eines sicheren Zusammenhanges zwischen Ascaridiasis und Überempfindlichkeit kann kaum darauf zu-

---

[1] *Matthew Brunner*, dessen Versuchsresultate mir erst nach Fertigstellung dieser Arbeit bekannt geworden sind, fand nie negative Reaktionen bei infizierten Individuen. Seine Untersuchungen sprechen dafür, daß die positive Ascarisreaktion auf Infektion mit Ascariden oder anderen Nematoden zurückzuführen ist, wenn auch häufig die Reaktion positiv ist, ohne daß sich Würmer im Stuhl nachweisen lassen.

rückgeführt werden, daß die Untersuchungen *Hegglins* mit einem aus Ascaris megalocephala hergestellten Antigen durchgeführt wurden, denn unsere später mitzuteilenden serologischen Untersuchungen sprechen für Identität der idiosynkrasiogenen Substanzen bei Ascaris megalocephala und Ascaris lumbricoides, ohne die Identität allerdings strikte zu beweisen. Gewisse Unterschiede in der Wirkung von Ascaris megalocephala und Ascaris lumbricoides, wie sie z. B. von *Goldschmidt* erwähnt werden, lassen sich leicht auf quantitative Differenzen im Antigengehalt bei beiden Wurmarten zurückführen.

Die Tatsache, daß Kinder unter einem Jahr nicht reagieren, darf wohl kaum für die Annahme eines Zusammenhanges zwischen positiver Reaktion und Ascarisidiasis verwertet werden. Es kann diese Erscheinung auch auf ein besonders refraktäres Verhalten der Säuglingshaut zurückgeführt werden, woran u. a. *Bondy* bei der negativen Tuberkulinreaktion bei Säuglingen denkt[1]. Die negativen Reaktionen bei Säuglingen können aber auch darauf beruhen, daß Antikörper fehlen, Antikörper, die evtl. später auch ohne Ascarideninfektion als Normalantikörper gebildet werden, denn Säuglinge weisen nach *Halber, Hirsfeld* und *Maynzner* keine oder nur sehr wenige Normalantikörper auf. Für eine solche Annahme würde die beobachtete Abnahme an Reaktionsfähigkeit im Alter sprechen, da z. B., wie dies *Schiff* und *Mendlowitsch* feststellen konnten, Isoagglutinine im Alter abnehmen.

Aus allen bisher mitgeteilten Befunden geht hervor, daß sich in den Ascariden Substanzen finden, die allergische Reaktionen auszulösen imstande sind. Bei der großen Verbreitung der Empfindlichkeit und bei der großen Verbreitung der Parasiten sollte man annehmen, daß durch die Allergene der Ascariden relativ häufig Krankheitserscheinungen ausgelöst würden. Wir gelangen daher zu der Frage, inwiefern die bei Ascaridenträgern auftretenden Krankheitserscheinungen nicht mechanisch bedingt oder durch pharmakologische Giftwirkungen ausgelöst, sondern allergischer Natur sind. Diese Frage wird man sich in Zukunft in der Klinik der Ascaridiasis häufiger stellen müssen, als dies bisher geschehen ist. Andererseits wird man aber in Zukunft auch beim Auftreten allergischer Krankheitssymptome mehr an Ascariden denken müssen als bisher. Die schon häufig beobachtete Tatsache eines Zusammenhanges von Ascaridiasis und Urticaria (*Jaquet, Pentagna, Fanconi, Inhelder* u. a. m.) wird man bei der Behandlung von Urticariafällen mehr Beachtung schenken müssen, als das wenigstens an der hiesigen

---

[1] *Anmerkung bei der Korrektur:* Die Möglichkeit die negativen Hautreaktionen bei Säuglingen auf ein besonders refractäres Verhalten der Säuglingshaut zurückzuführen besteht jetzt nicht mehr, da *Matzinger* an unserer Klinik gezeigt hat, daß der Prausnitz-Küstnersche Versuch mit Ascariden bei Säuglingen positiv ausfällt.

Klinik bisher üblich war. Der Rat des „Schweiz. Landarztes", der *Inhelder* schon vor langer Zeit darauf aufmerksam machte, daß man Urticariakindern Santonin geben soll, da sie später sonst mit Ascariden in Behandlung kommen, ist gewiß zu beherzigen; nur wird man heute natürlich, wenn möglich, bevor man das Medikament gibt, die Diagnose auf Ascaridiasis sicher zu stellen versuchen. Auch in der Pathogenese des Asthmas dürften die Ascariden vielleicht eine größere Rolle spielen, als das bis heute im allgemeinen angenommen wird. In einer soeben erschienenen Arbeit hat *Baagöe* 75 Substanzen bei Asthmatikern geprüft, die Ascariden in diese Hautprüfungen aber nicht einbezogen. Vielleicht sollte man das in Zukunft doch tun und bei denjenigen Fällen, bei denen sehr stark positive Reaktionen auftreten, besonders gründlich auf Ascariden im Stuhl und in der Umgebung der Patienten (Schlachthof) fahnden.

Für den Dermatologen ist die Frage von Bedeutung, inwiefern die Ascaridiasis außer für Urticaria noch für andere Dermatosen wichtig ist. Soweit ich die Literatur übersehe, liegen hier nur ganz wenige Angaben vor: so die von *Schütz* über einen Fall von Acne rosacea und über einen Fall von pemphigusartigem Exanthem, ferner die von *Werssilowa* über einen Fall von chronischem Erythem, das nach Abtreibung von Ascariden schwand, die von *Cederberg* über eine durch Ascaridiasis hervorgerufene Prurigo Hebrae ähnliche Dermatose, die von *Petroselli* über Knötchen am Hals, die nach Abtreiben von Ascariden verschwanden. Praktisch wichtig und theoretisch interessant wäre zu wissen, ob die Ascariden *Ekzeme* verursachen können. In der Literatur habe ich darüber keine Angaben gefunden. Bei den zahlreichen Analogien, die zwischen Ekzem und Urticaria einerseits, Ekzem und Asthma andererseits bestehen, wäre es aber doch möglich, daß die Ascariden die Ursache von Ekzemen sein könnten.

Zur Untersuchung dieser Frage habe ich bei 28 Gonorrhöepatientinnen Ekzemproben angelegt (Leinenläppchen mit Ascaris megalocephala-Leibeshöhlenflüssigkeit unter Imperméabel auf unlädierte Haut). Die Proben wurden 24 Stunden liegen gelassen. *Keine einzige Patientin zeigte eine ekzematöse Reaktion.* Bei 27 Patientinnen war überhaupt keine Reaktion zu sehen. Bei einer Patientin B. (an dieser Patientin wurden später mehrere andere Versuche durchgeführt) war an der Stelle, an der das Läppchen mit Ascaridenflüssigkeit lag, eine urticarielle Quaddel mit intensivem roten Hof zu sehen. Etwa 2 Stunden nach Entfernung der Ekzemprobe war diese Reaktion vollständig abgeklungen.

Die Leibeshöhlenflüssigkeit der Ascariden, die bei ca. 80% der Menschen urticariogen wirkt, scheint nach diesen Versuchen *nicht* ekzematogen wirken zu können. Dieser Befund macht es begreiflich, daß die Ascariden in der Ekzempathogenese anscheinend keine Rolle spielen. Das Fehlen einer ekzematogenen Wirkung des Ascaridenallergens erscheint mir nicht verwunderlich, trotzdem die nahen Beziehungen von urticariell-asthmoiden Zuständen und dem Ekzem immer wieder betont werden. Die Kombination von Urticaria und Ekzem ist relativ selten, und inwiefern die urticariellen Ekzeme von *Neisser* u. a. solche Kombinationen sind, ist noch nicht entschieden. Das Pollentoxin bewirkt beim Heuschnupfenpatienten regelmäßig eine urticarielle, aber nur ausnahmsweise eine ekzematöse Hautreaktion. Ein Fall, bei dem durch Primeln eine Urticaria verursacht wurde, ist mir nicht bekannt. *Grove* fand bei der durch Pediculoides ventricosus erzeugten Krankheit (Asthma und Dermatitis) keine urticarielle Überempfindlichkeit. Es ließen sich noch zahlreiche weitere Beispiele dafür anführen, daß es Noxen gibt, die nur oder fast nur urticariell wirken und Noxen, die nur oder fast nur Ekzem zu erzeugen vermögen. Bei Noxen, die beide Reaktionsarten hervorrufen können, kann evtl. der eine Patient nur urticariell, der andere nur ekzematös reagieren, wie dies *Zaruski* und ich bei der Idiosynkrasie gegen Kamillen bewiesen haben, und wie dies in allerletzter Zeit an der hiesigen Klinik auch für die Ipecacuanhaidiosynkrasie gezeigt werden konnte. Die rein urticarielle Hautwirkung der Ascariden ist demnach nichts besonders Erstaunliches, für die Klinik der Ascaridiasis aber, wie mir scheint, von einer gewissen Bedeutung.

Will man versuchen, *die Kenntnisse über den Mechanismus der Überempfindlichkeit gegen Ascariden* und damit die Kenntnisse über analoge Reaktionsmechanismen etwas zu bereichern, so ergibt sich die Notwendigkeit, in erster Linie 3 Punkte zu bearbeiten:

1. muß man versuchen, sich über die Beschaffenheit der Noxe zu orientieren;

2. muß man beim Idiosynkrasiker nach Substanzen suchen, die spezifisch auf die Noxe eingestellt sind;

3. muß man, wenn man eine solche Substanz gefunden hat, durch vielfach variierte Versuchsanordnungen etwas über ihre Art mit der Noxe zu reagieren zu finden versuchen.

Von diesen Fragen ausgehend haben wir Untersuchungen über die Beeinflussung der Wirkung des Ascaridenidiosynkrasiogens durch physikalisch-chemische Prozeduren angestellt, uns speziell mit der Frage beschäftigt, ob es sich dabei um einen Eiweißkörper handelt, und sind dann dazu übergegangen, das Serum des Idiosynkrasikers auf Substanzen zu untersuchen, die auf die Noxe spezifisch eingestellt sind, wobei wir uns speziell aber nicht ausschließlich der Prausnitz-Küstnerschen Methode bedienten. Durch Variationen des Prausnitz-Küstnerschen Versuches und durch Anstellung von „Neutralisationsversuchen" haben wir dann schließlich noch versucht, etwas über den Mechanismus der Reaktion: Noxe—spezifisch eingestellte Substanz im Idiosynkrasieserum zu erfahren.

Beeinflussung der Wirkung des Ascaridenidiosynkrasiogens durch physikalisch-chemische Prozeduren.

Flury hat (s. o.) 1911 sehr ausführliche Untersuchungen über die Chemie und Toxikologie der Ascariden publiziert. Durch diese Untersuchungen wurde eine große Zahl von giftigen Substanzen festgestellt, deren Kenntnis für die Klinik der Ascaridiasis gewiß von Interesse ist. *Flury* hat sich aber nicht mit der idiosynkrasiogenen Substanz der Ascariden beschäftigt. Angaben über diese Substanz liegen in neuerer Zeit speziell von *Ransom, Harrison* und *Couch, Hoeppli* und *Vogel* vor.

Von großem Interesse erscheint mir die Feststellung der erstgenannten Autoren, daß die Substanz nicht flüchtig ist. Besonders erwähnenswert ist dies, wenn man sich Fälle wie den auf S. 693 mitgeteilten vergegenwärtigt, in dem das bloße Betreten eines Raumes, in dem vor einiger Zeit mit Ascariden gearbeitet wurde, einen Asthmaanfall auslöste. Man muß zur Erklärung solcher Fälle annehmen, daß Spuren von verspritzter Ascaridenflüssigkeit in der Luft vorhanden sind, und daß diese geringen Mengen genügen, um schwere Krankheitserscheinungen bei Überempfindlichen auszulösen. *Ransom* und seine Mitarbeiter haben ferner festgestellt, daß die für den überempfindlichen Menschen wirksame Substanz bei 100° in einer Zeit, die zwischen 15 und 60 Minuten liegt, zerstört wird. In eigenen Versuchen[1] konnte ich zeigen, daß auch nach einer 7stündigen Wasserdampfdestillation der Rückstand noch anscheinend unverändert wirksam ist, während das Destillat keine Reaktionen verursacht. Die Differenz kann vielleicht darauf zurückgeführt werden, daß *Ransom* und seine Mitarbeiter mit Extrakten und nicht mit Ascaridenbrei, wie ich, gearbeitet haben. *Weinberg* und *Julien* fanden für die bei Pferden reaktionsauslösenden Substanzen, daß dieselben bei 20 Minuten dauernder Erwärmung auf 120° nicht zerstört werden. *Ransom* und seine Mitarbeiter denken daran, daß diese Differenz mit ihren eigenen Untersuchungen nicht nur auf die Verwendung einer anderen Ascaridenart und nicht nur auf die Verwendung eines anderen Testobjektes zurückgeführt werden kann. Sie betonen ausdrücklich, daß *Weinberg* und *Julien* mit Leibeshöhlenflüssigkeit, sie selber aber mit Extrakten gearbeitet haben.

Ich will auf die verschiedenen Versuche in der Literatur, die sich mit dem Verhalten der nach verschiedenen Verfahren hergestellten Antigenlösungen gegen physikalische und chemische Prozeduren befassen, hier nicht näher eingehen.

Erwähnen will ich nur noch, daß ich in eigenen Versuchen zeigen konnte, daß ein Phenolzusatz von $1/2\%$ die Antigenwirkung nicht beeinträchtigt, daß 17stündiges Kochen mit Salzsäure (10proz.) die Antigenwirkung zerstört, und daß der 10 Tage lang bei Zimmertemperatur auf-

---

[1] Die protokollarischen Belege finden sich auf S. 710ff.

bewahrte, dann 10 Minuten gekochte, und dann 3 Tage bei 37° aufbewahrte Ascaridenbrei, der sich dann verflüssigt hat, noch voll wirksam ist.

Ich will mich jetzt der Frage zuwenden, die mir vom chemischen und besonders auch vom Standpunkte der Idiosynkrasielehre aus am interessantesten erscheint und die, soweit ich sehe, bis jetzt noch nicht beantwortet wurde: *Ist die idiosynkrasiogene Substanz ein Eiweißkörper?*

Die Frage nach der Eiweißnatur der Antigene wird heute wieder diskutiert, während man es lange Zeit als sicher ansah, daß nur Eiweißkörper Antigene sein können. Verlangt man per definitionem von einem Antigen nicht nur, daß es spezifisch mit Antikörpern reagiert, sondern auch, daß es in vivo Antikörperbildung veranlaßt, so wird auch heute noch von vielen Autoren angenommen, daß nur den Eiweißkörpern in diesem Sinne antigene Wirkungen zukommen. Es muß nun aber unbedingt betont werden, daß man nicht weiß, ob tatsächlich nicht auch solchen Substanzen die Fähigkeit zukommt, im Organismus Antikörperbildung zu veranlassen, die keine Eiweißkörper sind. Man muß sich im Gegenteil vor Augen halten, daß z. B. gerade für die Toxine Untersuchungsresultate vorliegen, die sich nur durch einen gewissen Zwang mit der Annahme ihrer Eiweißnatur in Einklang bringen lassen.

Wells, der stark auf dem Standpunkt steht, daß nur Eiweißkörpern Antigennatur im oben definierten Sinne des Wortes zuzuschreiben ist, muß zugeben, „daß alle diese Eigenschaften (gemeint ist das Verhalten der Toxine gegenüber Eiweißfällungsmitteln, höheren Temperaturen usw.) auf der Tatsache beruhen können, daß Toxine von gewissen Proteinen adsorbiert werden können". Aus den Versuchen von *Landsteiner* geht hervor, daß gewissen Substanzen, die an Eiweißkörper gekuppelt werden, antigene Funktion im Sinne der Hervorrufung von Antikörperbildung in vivo zukommt, während sie diese Funktion ohne Eiweiß nicht besitzen. Die erzeugten Antikörper sind aber nicht spezifisch für den Proteinbestandteil, wohl aber für den Nicht-Proteinbestandteil (das Hapten) der injizierten Substanz.

Aus den Untersuchungen von *Landsteiner* ergibt sich also, daß das Eiweiß zwar bei der Erzeugung von Antikörpern eine Rolle spielt, daß diese Antikörper aber auch mit Nicht-Proteinen in Reaktion treten können. Welcher Art die Wirkung der Eiweißsubstanzen bei der Erzeugung von Antikörpern ist, ist unbekannt; ob zu ihrer Entstehung in vivo tatsächlich Eiweißkörper unbedingt erforderlich sind, ist fraglich; ob in den Fällen, in denen mit einem Nicht-Protein die Erzeugung von Antikörpern nur durch Kuppelung an Eiweiß möglich ist, das Eiweiß wirklich eine conditio sine qua non ist, d. h. ob sich nicht doch noch Versuchsanordnungen werden finden lassen, bei denen die Antikörpererzeugung auch in diesen Fällen ohne Zuhilfenahme von Eiweiß gelingen wird, muß dahingestellt bleiben.

Aus dem Angeführten ergibt sich schon, daß Antikörper spezifisch mit Nicht-Proteinen reagieren können. Bei der Schwierigkeit, festzustellen, ob Nicht-Proteinen die Fähigkeit zukommt, Antikörperbildung hervorzurufen, hat man vielfach gefunden, ,,daß der Antigenbegriff einer Revision bedarf" (*Doerr*) und hat das Moment der Erzeugung von Antikörpern in der Definition des Antigens weggelassen und als Antigen eine Substanz bezeichnet, die *spezifisch* mit Antikörpern reagiert. Es handelt sich hier ja schließlich um eine reine Definitionsfrage, es ist aber notwendig, darauf einzugehen, um Mißverständnisse zu vermeiden.

Urticaria, Asthma und Heufieber beruhen sicher häufig auf einer Antigen-Antikörperreaktion, wenn man Antigen im obigen Sinne definiert. Es fragt sich nun in jedem einzelnen Falle, ob das Antigen ein Eiweißkörper sei oder nicht. Für eine ganze Anzahl von Fällen der soeben genannten Erkrankungen ist diese Frage untersucht worden. Ich erwähne hier nur neben unseren eigenen Untersuchungen (urticarielle Hühnereiidiosynkrasie und urticariell-asthmoide Sellerieidiosynkrasie) die Arbeiten von *Grove* und *Coca* (Heuschnupfen, Überempfindlichkeit gegen Hausstaubextrakte) und die Arbeit von *Klewitz* und *Wigand* (Asthma mit positiver Cutanreaktion auf ein Extrakt-[,,Universal"] gemisch).

In allen diesen Fällen war das Antigen dialysabel.

Für das Ascaridenatigen scheint diese Frage noch nicht gelöst. Die 1924 ausgeführten Untersuchungen von *Ransom, Harrison* und *Couch* lassen die Frage der Proteinnatur des Antigens offen, und auch *Höppli* und *Vogel* machen in ihrer 1927 erschiedenen Arbeit über Hautreaktionen bei Ascarisextrakten nur die Angabe, daß es sich um hochmolekulare Körper oder um an solche gebundene Stoffe handle.

Zur Entscheidung dieser Frage habe ich das Antigen *dialysiert*, und zwar habe ich mit Dialysierpapier Schleicher-Schüll Nr. 446:9 gearbeitet. Die Dialyse wurde als Gleitdialyse gegen destilliertes Wasser, das nie vor Ablauf von 6 Tagen gewechselt wurde, durchgeführt. Verwendet wurde 10 Minuten lang gekochter Ascaridenbrei, der durch Verarbeitung von Ascariden (lumbricoides Mensch) in der Fleischmaschine hergestellt wurde. In einem anderen Versuch dialysierte ich Leibeshöhlenflüssigkeit von Ascaris megalocephala vom Pferd. Zur Verhinderung von bakteriellen Zersetzungen erfolgte ein Zusatz von 1% Phenol.

Schon nach einer Dialyse von 2 Tagen erwies sich das Dialysat bei einer stark überempfindlichen Patientin als wirksam. Bei der gleichen Patientin war das nach 6 Tagen gewonnene Dialysat ungefähr ebenso stark urticariogen. Nach dieser Zeit wurde das Dialysat durch destilliertes Wasser + $1/2$% Phenol ersetzt. Nach weiteren 6 Tagen erwies sich auch diese 2. Portion als wirksam (Abb. 1—5).

Bei Personen mit fehlender oder geringer Ascaridenüberempfindlichkeit war das Dialysat unwirksam. In über 200 Prüfungen (s. S. 697) konnte das Parallelgehen der Vollantigen- und der Dialysatwirkung konstatiert werden. In später zu besprechenden Versuchen werde ich zeigen können, daß sich die spezifische Wirksamkeit des Dialysates auch beim Prausnitz-Küstnerschen Versuch und bei In-vitro-Versuchen feststellen ließ.

Aus diesen Versuchen ergibt sich, daß die idiosynkrasiogene Substanz der Ascariden dialysabel ist, also kein Eiweißkörper sein kann. In Übereinstimmung mit diesem Resultat steht die Feststellung, daß durch Verdauung mit *Pepsin* und *Trypsin* das Vollantigen seine idiosynkrasiogene Fähigkeit behält.

1. Zu 2 ccm Leibeshöhlenflüssigkeit von Ascaris lumbricoides vom Menschen wurden 2 ccm $^1/_5$ proz. Salzsäure, 0,032 g Pepsin und 2 Tropfen Chloroform zugesetzt. Nach 22 Stunden erfolgte ein weiterer Zusatz von Pepsin und Salzsäure (1 ccm $^1/_{10}$ proz. Salzsäure und 0,008 g Pepsin). Nach 49 Stunden wurde das Gemisch neutralisiert und auf 6 ccm aufgefüllt.

2. Zu 2 ccm Leibeshöhlenflüssigkeit von Ascaris lumbricoides vom Menschen wurden 2 ccm 1 proz. Sodalösung, 0,02 g Trypsin und 2 Tropfen Chloroform zugesetzt. Nach 22 Stunden erfolgte ein Zusatz von 1 ccm $^1/_2$ proz. Sodalösung und 0,0045 g Trypsin. Nach 49 Stunden wurde das Gemisch neutralisiert und

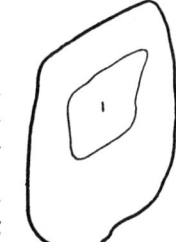

Abb. 1. Reaktion auf Vollantigen[1].

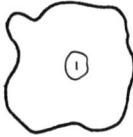 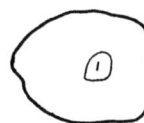 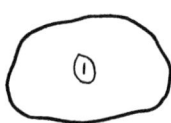 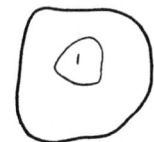

Abb. 2. Reaktion auf Dialysat (2 Tage dialysiert). Abb. 3. Reaktion auf Dialysat (6 Tage dialysiert). Abb. 4. Reaktion auf Dialysat (6 Tage dialysiert, 2. Portion). Abb. 5. Reaktion auf Dialysat (6 Tg. dialysiert, 10 fach konzentriert).

auf 6 ccm aufgefüllt. Zu 1. und 2. wurde je eine Kontrolle angesetzt, in der statt der Leibeshöhlenflüssigkeit destilliertes Wasser verwendet wurde.

Die sämtlichen Gemische wurden bei Zimmertemperatur gehalten. Die 4 Gemische wurden bei 2 stark überempfindlichen Patientinnen mit gleichem Resultat geprüft. Reaktionen bei Patientin K.:

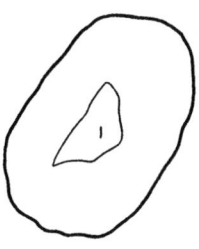 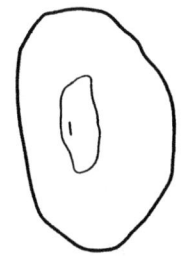 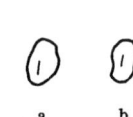

a   b

Abb. 6. Reaktion auf mit Trypsin verdautes Vollantigen. Abb. 7. Reaktion auf mit Pepsin verdautes Vollantigen. Abb. 8 a u. b. Reaktionen auf die Kontrollösungen.

---

[1] In allen folgenden Abbildungen gibt die äußere Linie die Ausdehnung der Rötung, die innere Linie die Ausdehnung der Quaddel an. Wo nur eine Linie vorhanden ist, bestand nur Rötung. Die Abbildungen sind in $^1/_2$ natürlicher Größe.

Das Resultat, daß weder Pepsin- noch Trypsinverdauung die Wirkung der Ascariden-Leibeshöhlenflüssigkeit aufheben, steht, was die Wirkung des Pepsin anbetrifft, in Widerspruch zu der Angabe von *Ransom*, *Harrison* und *Couch*, die feststellen konnten, daß das Antigen in der Albuminfraktion, in der es im Gegensatz zur Globulinfraktion vorhanden ist, durch Pepsinverdauung zerstört wird. Ich bin dieser Differenz nicht weiter nachgegangen, da sie, nach der Feststellung, daß die Substanz dialysiert, nicht mehr von größerem Interesse ist.

Aus den mitgeteilten Versuchen ergibt sich, daß das Idiosynkrasiogen bei der Ascaridenüberempfindlichkeit kein Eiweißkörper ist.

Antikörper.

Um etwas tiefer in den Mechanismus allergischer Reaktionen einzudringen, hat man schon seit langer Zeit versucht im Serum der Patienten Substanzen nachzuweisen, die spezifisch mit der Noxe reagieren. Die wichtigeren hierbei verwendeten Methoden zerfallen in 2 Gruppen. Bei der 1. Gruppe handelt es sich um den Nachweis von spezifischen Substanzen im Serum, von denen es nicht bewiesen und nicht wahrscheinlich ist, daß ihnen bei der Entstehung der Krankheitssymptome eine funktionelle Bedeutung zukommt. Bei der 2. Gruppe handelt es sich um solche spezifische Substanzen, deren Funktion für die Krankheit mit mehr oder weniger großer Wahrscheinlichkeit von Bedeutung ist, sei es, daß sie an der Zelle haftend, die Krankheit mit dem Antigen zusammen verursachen, sei es, daß sie, wenn frei im Blute, durch die Absättigung des Antigens das Auftreten krankhafter Prozesse verhindern. Die positiven Resultate, die mit den Methoden der 1. Gruppe bei urticariell-asthmoiden Überempfindlichkeiten gefunden wurden, sind recht dürftig. Auch kommt ihnen vom theoretischen Standpunkte aus nicht das gleiche Interesse zu wie denjenigen der 2. Gruppe. Es handelt sich in der 1. Gruppe in erster Linie um Präcipitine und komplementablenkende Substanzen. Was die Präcipitine anbetrifft, so hatten *Coca* und seine Mitarbeiter u. a. bei den verschiedensten Idiosynkrasien negative Resultate zu verzeichnen. Ebenso ist es mir bei der Ascaridenidiosynkrasie ergangen. Mit dem Serum von 2 stark überempfindlichen Patienten (Z. und K.) hatte ich in verschiedenen Versuchsanordnungen (Unterschichtung von verschieden konzentrierten Antigenlösungen mit Serum, Unterschichtung von verschiedenen Serumverdünnungen mit Antigen) nur negative Resultate. Komplementbindende Substanzen sind nach *Storm van Leeuwen* und *Kremer* im Allergikerserum noch nicht sicher nachgewiesen. Der Nachweis im Serum von Heuschnupfenpatienten (*Dunbar* u. a.) gelingt nur während der Heufiebersaison, während die Überempfindlichkeit auch sonst besteht, wovon man sich jederzeit durch Hautprüfungen überzeugen kann. Bei der Ascaridenidiosynkrasie habe ich keine Versuche in dieser Richtung angestellt. Ob die positiven Befunde bei Ascaridiasis (*Isbeque*) für die Ascaridenidiosynkrasie von Bedeutung sind, ist noch nicht untersucht.

Bei der 2. Gruppe handelt es sich in erster Linie um Methoden, die Überempfindlichkeit mit dem Serum zu übertragen. Bei diesen Versuchen können wir wieder 2 Gruppen unterscheiden: 1. die Übertragung aufs Tier und 2. die Übertragung auf den Menschen nach *Prausnitz-Küstner*. Beide Methoden haben positive und negative Resultate zu verzeichnen. Bei der Ascaridenidiosynkrasie haben wir uns auf die Prausnitz-Küstnersche Methode beschränkt, 1. weil uns die mit ihr gewonnenen Resultate viel leichter zu beurteilen scheinen als diejenigen des Tierversuches, speziell wenn man in diesem darauf verzichtet, den Exitus im typischen anaphylaktischen Shock zu verlangen und sich mit anaphylaktischen Erscheinungen begnügt, was jetzt vielfach befürwortet wird; 2. erscheint es uns, daß der Prausnitz-Küstnersche Versuch, wenn er positiv ausfällt, viel mehr besagt als ein gelungener Tierversuch, was ich bei der Besprechung meiner Versuchsresultate noch etwas näher begründen werde.

Ich habe im ganzen 5 Seren von gegen Ascariden besonders stark empfindlichen Personen auf ihre übertragende Fähigkeit nach *Prausnitz-Küstner* untersucht:

1. Das Serum Z., dessen Spender (s. S. 693) längere Zeit an Asthma und Conjunctivitis litt, Erscheinungen, die durch minimale Mengen Ascaridensubstanz verursacht wurden. Der Patient zeigte eine stark positive urticarielle Reaktion auf Applikation von Ascaris-Vollantigen auf Impfstrich.

2. Das Serum K., dessen Spender (s. S. 694) bei der Arbeit mit Ascariden an einem sehr schweren Asthmaanfall erkrankte.

3. Das Serum F., dessen Spenderin (s. S. 695) seit vielen Jahren an Asthma leidet, das wahrscheinlich auf Ascariden zurückzuführen ist und die auf Ascariden mit einer stark positiven, urticariellen Hautreaktion reagiert.

4. Das Serum B., dessen Spenderin (s. S. 700), die an Gonorrhöe leidet, eine zufällig entdeckte, besonders starke, urticarielle Ascaridenreaktion aufwies.

5. Das Serum G., dessen Spender (s. S. 695) nach Ascaridenapplikation auf Impfstrich mit einer allgemeinen Urticaria und geringen asthmatischen Beschwerden reagierte. Von diesem Patienten wurde Serum während des Bestehens der Urticaria und nach ihrem vollständigen Abklingen abgenommen und die beiden Portionen vergleichsweise untersucht.

Die Prausnitz-Küstnerschen Versuche habe ich folgendermaßen angelegt: Das Blut der Spender und verschiedener Personen, die negativ auf Ascariden reagierten (Kontrollseren), wurde nach der Gerinnung zentrifugiert, das Serum abpipettiert und, wenn nicht sofort verwendet, nach einem Zusatz von $^{1}/_{2}$proz. Phenol oder 5proz. Chloroform, steril in Ampullen abgefüllt und diese im Eisschrank aufbewahrt. Für die eigentlichen Versuche wurde 0,1 Idiosynkrasieserum und 0,1 Kontrollserum meist an symmetrischen Stellen intradermo injiziert. Etwa 24 Stunden später erfolgte die Applikation des Antigens, und zwar habe ich dieses nie injiziert, sondern immer auf, an der vorbehandelten Stelle angelegte, Scarificationsstriche gebracht. Die Anwendung des Antigens auf Impfstrich hat, gegenüber der intracutanen Injektion vor allem den sehr großen Vorteil der außerordentlich viel geringeren traumatischen Reaktion.

Dieser Vorteil ist so groß, daß es, wie sich im Verlauf der Versuche herausstellte, nicht unbedingt erforderlich ist, ausschließlich symmetrische Stellen zu verwenden. Wir haben uns daher in späteren Versuchen nicht immer an die Regel gehalten, nur solche zu vergleichen. Des ferneren haben wir, nachdem wir uns überzeugt hatten, daß kein irgendwie deutlicher Unterschied zwischen unvorbehandelten Hautstellen und solchen, an denen vorher Serum nicht überempfindlicher Personen injiziert worden war, bestand, gelegentlich auf die Kontrollseruminjektion verzichtet. Schwierigkeiten, das sei hier vorweggenommen, haben wir bei der Beurteilung des Reaktionsausfalles nie gehabt. Wir hatten immer unzweifelhafte Differenzen oder unzweifelhafte Gleichheit der zu vergleichenden Reaktionen. Geringe Differenzen, bei denen ein Zweifel bestanden hätte, ob sie zufällig sind oder nicht, wurden nicht beobachtet.

Bei der großen Verbreitung der Überempfindlichkeit gegenüber Ascariden hatten wir Mühe, eine genügende Anzahl von Testpersonen für den Prausnitz-Küstnerschen Versuch zu finden, die an der mit Kontrollserum vorbehandelten bzw. an der unvorbehandelten Stelle vollständig negativ auf Ascariden reagierten. Es stellte sich bald heraus, daß bei Seren, die im Prausnitz-Küstnerschen Versuch beim Testobjekt eine starke Überempfindlichkeit erzeugen, eine geringgradige primäre Überempfindlichkeit des Testobjektes das Versuchsresultat nicht beeinträchtigt. Es ist selbstverständlich, daß man eine auch nur schwach überempfindliche Person nicht als Testperson verwenden darf, wenn man ein Serum untersucht, von dem man noch nicht weiß, ob es Prausnitz-Küstnersche Antikörper enthält oder nicht. Wenn man das tut, so läuft man Gefahr (wie ich das weiter unten werde belegen können), geringe Mengen Prausnitz-Küstnerschen Antikörpers zu übersehen.

Was den oben erwähnten *Zusatz von Phenol oder Chloroform* zum Serum anbetrifft, so ist hierzu noch folgendes zu bemerken: $^1/_2$proz. Phenol scheint den Prausnitz-Küstnerschen Antikörper in keiner Weise abzuschwächen. Ebenso schadet ein Zusatz von 5proz. Chloroform nicht, wenn man dasselbe vor dem Versuch im Vakuum wieder entfernt. Unterläßt man das, so scheint die mit diesem Serum behandelte Hautstelle der Testperson weniger überempfindlich auf das Idiosynkrasiogen zu werden, als die mit dem gleichen, nicht oder entchloroformierten Serum behandelte Stelle. Wir sind dieser Frage nicht weiter nachgegangen, speziell deswegen nicht, weil die Injektion von chloroformiertem Serum (allerdings nur kleine, rasch abheilende) Hautnekrosen verursacht.

Nach diesen technischen Vorbemerkungen will ich über die Resultate berichten, die ich mit den 5 oben erwähnten Seren erhalten habe.

Versuche mit Serum Z.

Versuch 3. Bei Patient H. (Gonorrhöe) wurde am 31. X. 1927 bei 1 und 3 0,1 Serum Z. intracutan injiziert, bei 2 und 4 0,1 Kontrollserum G. Am 1. XI. 1927 wurde bei 1 und 2 Leibeshöhlenflüssigkeit von Ascaris megalocephala auf Impfstrich appliziert. Nach ca. 20 Minuten waren folgende Reaktionen entstanden (Abb. 9).

Aus diesem Versuch ergeben sich folgende Tatsachen: Die Hautstelle, die 24 Stunden vorher mit Serum Z vorbehandelt wurde, reagierte stark positiv nachdem Ascariden auf Impfstrich appliziert worden waren, während die Kontrollserumstelle negativ reagierte. Die Prausnitz-Küstnersche Versuch fiel mit dem Serum Z positiv aus. Diese Feststellung ließ sich in weiteren Versuchen bestätigen, so daß also feststeht, daß im Blute von Personen, die eine starke Empfindlichkeit gegen Ascariden besitzen, spezifische Substanzen vorhanden sein können, mit denen es gelingt, die Haut unempfindlicher Menschen lokal auf Ascariden zu sensibilisieren.

Als 2. Tatsache ergibt sich aus dem Versuch folgendes: Die Antigenapplikation auf Impfstrich bei 1 und 2 hat nicht nur bei 1 zu einer Reaktion geführt, sondern auch bei 3. An dieser Hautstelle war ebenso wie bei 1 Idiosynkrasieserum injiziert worden, dagegen erfolgte hier keine

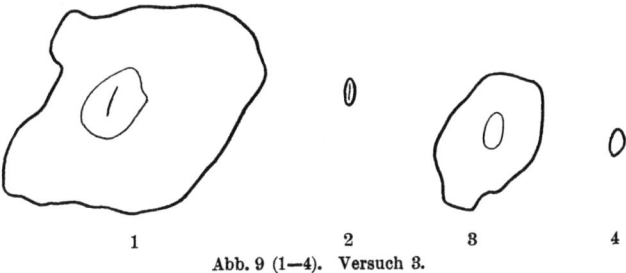

Abb. 9 (1—4). Versuch 3.

Antigenapplikation. Trotzdem entstand hier eine urticarielle Reaktion. Die Menge Antigen, die bei 1 und 2 auf Impfstrich appliziert wurde, hat also nicht nur genügt, an der mit Z-Serum vorbehandelten Stelle 1 eine Reaktion auszulösen, sondern es erfolgte durch das in die Zirkulation übergegangene Antigen eine „Fernauslösung" bei 3.

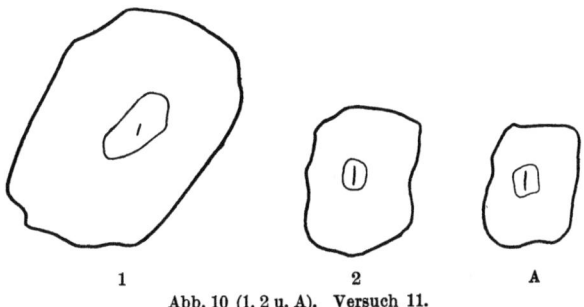

Abb. 10 (1, 2 u. A). Versuch 11.

Wie schon gesagt, konnte auch noch in weiteren Versuchen der Gehalt des Z-Serums an Prausnitz-Küstnerschen Antikörpern nachgewiesen werden. Ich gebe hier ein weiteres Versuchsprotokoll, das gleichzeitig die oben erwähnte Feststellung belegt, daß auch bei überempfindlichen Testobjekten (vorausgesetzt 1. daß die sensibilisierende Wirkung des Serums eine intensive ist und 2. daß die Überempfindlichkeit der Testperson keine zu große ist) der Prausnitz-Küstnerversuch einwandfrei positiv ausfallen kann.

Versuch 11. Bei Patient D. (Gonorrhöe) wurde am 10. XI. 1927 bei 1 Z-Serum, bei 2 Kontrollserum injiziert. Am 11. XI. 1927 erfolgte bei 1 und 2 und an einer

unvorbehandelten Stelle A Antigenapplikation auf Impfstrich. (Als Antigen wurde dieses Mal Ascaris lumbricoides vom Menschen verwendet.) Es entstanden in ca. 15 Minuten folgende Reaktionen (Abb. 10).
(Zu einem vollständig entsprechenden Resultat führte Versuch 18.)

Aus diesen Versuchen ergibt sich, daß bei einer Person mit mäßiger Überempfindlichkeit gegen Ascariden diese lokal durch intracutane Z-Seruminjektion erheblich gesteigert werden kann. Aus den Versuchen geht ferner hervor, daß der im Serum Z vorhandene Antikörper nicht allein mit dem aus Ascaris megalocephala gewonnenen Antigen reagiert, sondern auch mit Antigen aus Ascaris lumbricoides vom Menschen.

Versuch 8. Bei Patient Sch. (Gonorrhöe) wurde am 16. XI. 1927 bei 1 Z-Serum, bei 2 Kontrollserum N intracutan injiziert. Am 17. XI. 1927 wurde bei 1 und 2 10 Minuten gekochter Brei von Ascaris lumbricoides (Mensch) auf Impfstrich appliziert. Nach wenigen Minuten entstanden bei 1 und 2 folgende Reaktionen (Abb. 11).

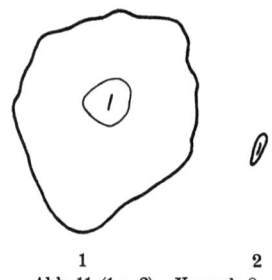

1   2
Abb. 11 (1 u. 2). Versuch 8.

Dieser Versuch bestätigt den in Versuch 11 erhobenen Befund, daß das Z-Serum auch auf Ascaris lumbricoides (Mensch) sensibilisiert; des ferneren belegt er die im Abschnitt „Beeinflussung der Wirkung des Ascaridenidiosynkrasiogens durch physikalisch-chemische Prozeduren" mitgeteilte Koktostabilität des Ascaridenbreis.

Versuch 4. Bei Patient G. (Gonorrhöe) wurde am 31. X. 1927 bei 1 und 3 Z-Serum, bei 2 und 4 Kontrollserum intracutan injiziert. Am 1. XI. 1927 bei 1 und 2 Applikation von Ascaris megalocephala auf Impfstrich. Reaktionen (Abb. 12).
Bei 3 und 4 keine Reaktionen.

Aus diesem Versuch ergibt sich, daß bei der primär stark überempfindlichen Patientin keine deutliche Steigerung der Überempfindlichkeit durch das Z-Serum hervorgerufen werden konnte. Eine „Fernauslösung" (s. Versuch 3) trat nicht ein.

Der entsprechend dem Versuch 5 angelegte *Versuch 7* beim Patient B. führte zum gleichen Resultat; als Antigen wurde für diesen Versuch Ascaris lumbricoides (Mensch) verwendet.

Die folgenden Versuche sind weitere Belege für die Koktostabilität des Antigens.

Versuch 5. Bei Patient Sch. (Gonorrhöe) wurde am 8. XI. 1927 bei 1 und 3 Z-Serum injiziert, bei 2 und 4 Kontrollserum. Am 9. XI. 1927 4 Stunden lang am Rückflußkühler gekochter Ascaridenbrei auf Impfstrich appliziert, bei 1 und 2 verursachte folgende Reaktionen (Abb. 13).

Bei 3 und 4 keine Fernauslösung. (Versuch 6 bei Patient G. führte zu einem vollständig entsprechenden Resultat.)

Aus diesen Versuchen ergibt sich, daß die Antigenwirkung auch nach 4stündigem Kochen erhalten bleibt.

Versuch 10. Bei Patient J. wurde am 16. XI. 1927 bei 1 und 3 Z-Serum, bei 2 und 4 Kontrollserum intracutan injiziert. Am 17. XI. 1927 wurde bei 1 und 2 der Rückstand von Ascaridenbrei appliziert, der einer 7stündigen Wasserdampfdestillation unterworfen worden war (Abb. 14). Bei 3 und 4 keine Reaktionen.

Aus diesem Versuch ergibt sich, daß bei einer 7stündigen Wasserdampfdestillation die Antigenwirkung nicht zerstört wird.

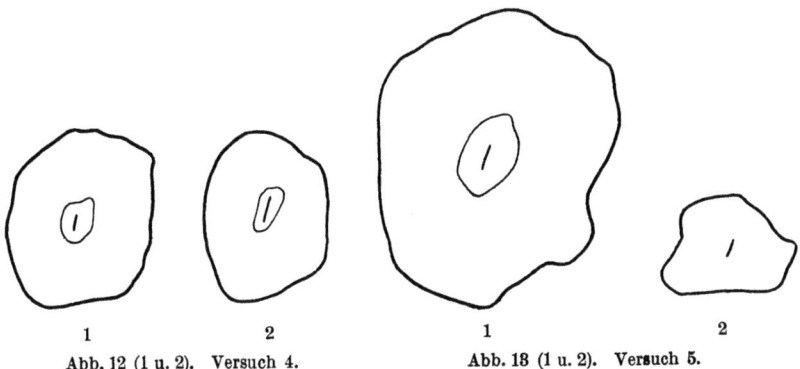

Abb. 12 (1 u. 2). Versuch 4.   Abb. 13 (1 u. 2). Versuch 5.

Versuch 9. Bei Patient Sch. (Gonorrhöe) wurde am 16. XI. 1927 bei 1 Serum Z, bei 2 Kontrollserum intracutan injiziert. Am 17. XI. 1927 wurde das noch einmal mit Wasserdampf destillierte Wasserdampfdestillat auf Impfstrich appliziert. Es erfolgten keine Reaktionen.

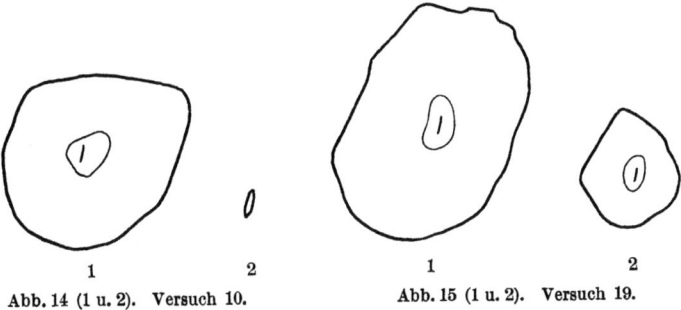

Abb. 14 (1 u. 2). Versuch 10.   Abb. 15 (1 u. 2). Versuch 19.

Entsprechend der Tatsache, daß der Wasserdampfdestillatrückstand wirksam ist, war das Destillat unwirksam.

Versuch 19. Bei Patient G. (Gonorrhöe) wurde am 31. XI. 1927 bei 1 Z-Serum und bei 2 Kontrollserum intracutan injiziert. Am 2. XII. 1927 wurde Dialysat von Ascaris lumbricoides vom Menschen (6 Tage dialysiert) auf Impfstrich appliziert Reaktionen (Abb. 15).

Entsprechend der Feststellung (s. S. 705), daß die antigene Substanz dialysabel ist, konnte mit dem Dialysat der Prausnitz-Küstnersche Versuch ausgelöst werden.

Versuche mit Serum K.

Versuch 20. Bei Patient B. wurde am 31. XI. 1927 bei 1 Serum K, bei 2 Kontrollserum intracutan injiziert. Am 2. XII. 1927 Applikation bei 1 und 2 von Ascaris lumbricoides (Mensch) auf Impfstrich. Es entstanden folgende Reaktionen (Abb. 16).

(Zu einem vollständig entsprechenden Resultat führte Versuch 18a, ferner eine ganze Reihe von Versuchen, in denen der Prausnitz-Küstnersche Versuch als Kontrolle bei anderen Versuchen durchgeführt werden mußte.)

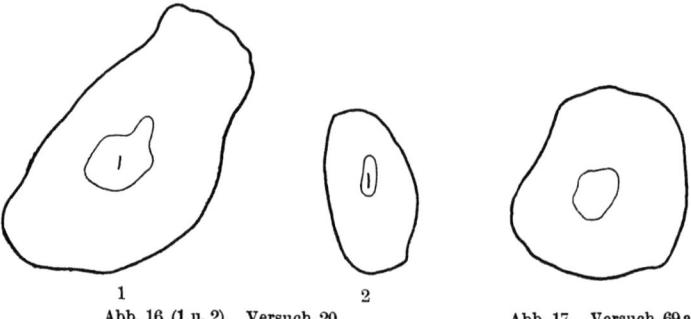

Abb. 16 (1 u. 2). Versuch 20.   Abb. 17. Versuch 69a.

Aus diesen Versuchen ergibt sich, daß auch mit K.-Serum der Prausnitz-Küstnersche Versuch positiv ausfällt. In keinem einzigen Falle mißlang die Übertragung der Überempfindlichkeit nach *Prausnitz-Küstner* auf nicht oder mäßig empfindliche Personen. (Die sämtlichen Testpersonen waren Gonorrhöepatientinnen, Wassermannsche Reaktion überall negativ.)

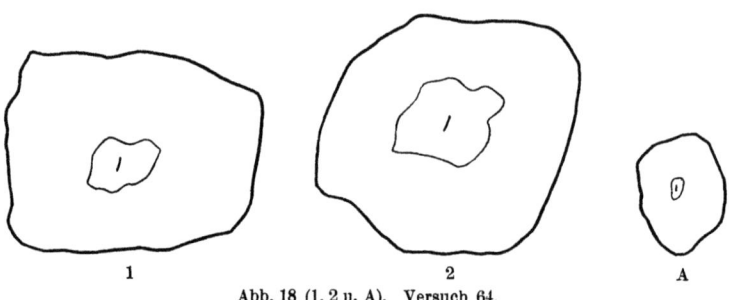

Abb. 18 (1, 2 u. A). Versuch 64.

Versuch 69a. Bei Patient E. (Gonorrhöe) wurde am 1. II. 1928 0,1 Serum K intracutan injiziert. Am 2. II. 1928 erfolgte an 6 anderen Stellen, die mit verschiedenen Serumgemischen vorbehandelt waren (es handelte sich um später zu besprechende Versuche), Vollantigenapplikation auf Impfstrich. Nach ca. 15 Minuten stellte sich an der mit Serum K vorbehandelten Stelle folgende Reaktion ein (Abb. 17).

Aus diesem Versuch ergibt sich, daß sich das Phänomen der „Fernauslösung" nicht nur mit Serum Z (s. Versuch 3), sondern auch mit Serum K nachweisen läßt.

Versuch 64. Am 20. I. 1928 wurde bei Patient B. (Gonorrhöe) am Abdomen bei 1 4fach verdünntes Serum K injiziert, bei 2 unverdünntes Serum K. Am 21. I. 1928 wurde bei 1, 2 und A (unvorbehandelte Stelle) Vollantigen (Ascaris megalocephala) appliziert. Es entwickelten sich folgende Reaktionen (Abb. 18).

Am 2. II. 1928 (also 12 Tage nach den Seruminjektionen) wurde bei Gelegenheit anderer Versuche am Rücken an 8 Stellen Vollantigen auf Impfstrich appliziert. Nach 25 Minuten entwickelte sich bei 1 keine, bei 2 eine intensive urticarielle Reaktion (Abb. 19).

Aus diesem Versuche ergibt sich:
1. eine weitere Bestätigung des positiven Prausnitz-Küstnerschen Versuchs mit K-Serum;
2. die Tatsache, daß sich der Prausnitz-Küstnersche Versuch auch mit 4fach verdünntem Serum auslösen läßt, wobei die Reaktion etwas kleiner ausfiel als an der mit unverdünntem Serum vorbehandelten Stelle;
3. konnte durch Antigenapplikation am Rükken eine Fernauslösung am Abdomen erzielt werden, und zwar gelang dies, trotzdem die Serum-K-Injektion 12 Tage zurücklag und die durch die sensibilisierende Injektion auslösbare Reaktion schon einmal durch Vollantigenapplikation an der Stelle selbst ausgelöst worden war. An derjenigen Hautstelle, an der das 4fach verdünnte K-Serum injiziert worden war und an der auch schon einmal eine Reaktion durch Vollantigen ausgelöst worden war, kam es nicht zur Fernauslösung. Wir müssen also annehmen, daß an der mit unverdünntem Serum vorbehandelten Stelle trotz der vorausgegangenen Vollantigenapplikation eine Überempfindlichkeit 12 Tage lang bestehen blieb, die so groß war, daß die geringe Antigenmenge, die auf dem Blutwege an die vorbehandelte Stelle gelangte, genügte, um dort eine stark positive Reaktion auszulösen. An der mit verdünntem K-Serum vorbehandelten Stelle war, nachdem dort einmal eine Reaktion ausgelöst worden war, keine Überempfindlichkeit mehr vorhanden, wenigstens kam es nicht zur Fernauslösung.

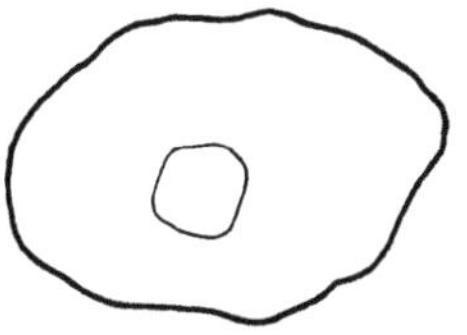

Abb. 19. Versuch 64.

Die nächsten Versuche sollten folgende für weitere experimentelle Untersuchungen technisch wichtigen Fragen beantworten:
1. Läßt sich an Stelle von Serum Citratblut verwenden?
2. Wirkt das K-Serum bei 20facher Verdünnung noch sensibilisierend?

Versuch 26. Bei Patient Ch. (Gonorrhöe) wurde am 7. XII. 1927 intracutan injiziert: Bei 1 Blut von K mit 4 promill. Natriumcitratlösung *aa* verdünnt; bei 2 Serum K mit 4 promill. Natriumcitratlösung *aa* verdünnt. Bei 3 ein Teil Blut von K mit 4 promill. Natriumcitratlösung *aa* verdünnt plus 9 Teile physiologischer Kochsalzlösung; bei 4 Serum K mit 4 promill. Natriumcitratlösung *aa* verdünnt plus 9 Teile physiologischer Kochsalzlösung. Am 8. XII. 1928 wurde bei 1, 2, 3, 4 und an einer unvorbehandelten Stelle A Ascaris lumbricoides auf Impfstrich appliziert. Es entstanden folgende Reaktionen (Abb. 20).

Aus dem Versuch ergibt sich, daß die relativ starke Überempfindlichkeit der Testperson durch auf die Hälfte verdünntes Serum K noch sehr erheblich gesteigert wird. Eine ganz entsprechende Steigerung der Empfindlichkeit tritt durch halb verdünntes Blut ein. Der Natriumcitratzusatz scheint die Prausnitz-Küstnerschen Antikörper nicht zu beeinträchtigen. Durch 20fach verdünntes Blut und Serum konnte keine wesentliche Steigerung der Empfindlichkeit bei der primär ziemlich stark empfindlichen Testperson erzielt werden.

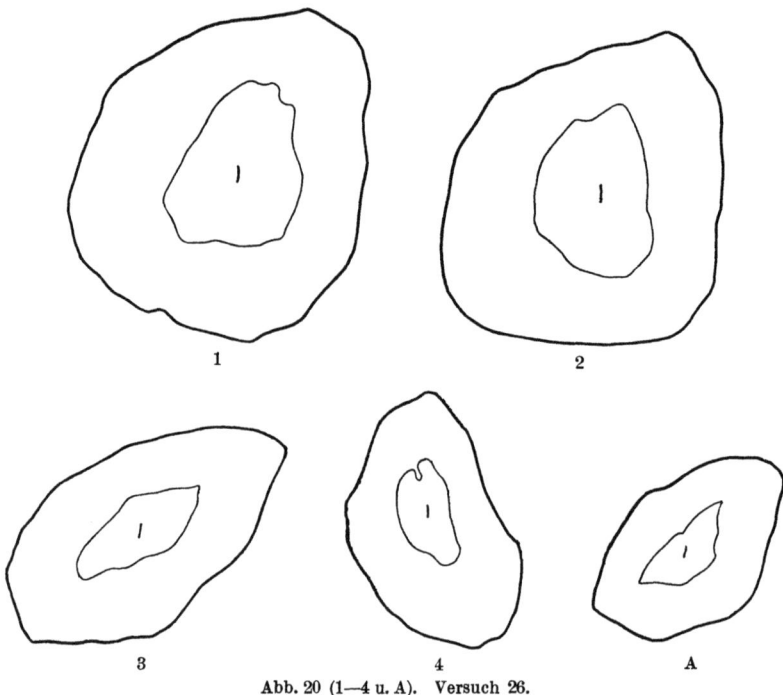

Abb. 20 (1—4 u. A). Versuch 26.

Versuch 27. Bei Patient M. (Gonorrhöe) wurden am 7. XII. 1927 die gleichen Lösungen wie im vorhergehenden Versuch injiziert. Am 8. XII. 1927 erfolgte Antigenapplikation bei 1, 2, 3, 4 und an einer unvorbehandelten Stelle A. Als Antigen wurde im Gegensatz zum vorhergehenden Versuch Ascariden*dialysat* verwendet. An der unvorbehandelten Stelle B wurde das in Versuch 26 verwendete Vollantigen auf Impfstrich appliziert. Es entstanden folgende Reaktionen: (Abb. 21).

Das Resultat dieses Versuches bestätigt die im letzten Versuch festgestellte Verwendbarkeit von halbverdünntem Blut mit Natriumcitratzusatz im Prausnitz-Küstnerschen Versuch. Es bestätigt ferner, daß sich der Prausnitz-Küstnersche Versuch mit Dialysat auslösen läßt. Schließlich beweist der Versuch, daß auch 20fach verdünntes Blut und Serum von K eine lokale Sensibilisierung bei dem auf Dialysat an unvorbehandelter Stelle nicht, auf Vollantigen nur schwach reagierenden Patienten bewirkt. Bemerkenswert erscheint mir noch, daß in Versuch 26, in dem die Reaktionen mit Vollantigen ausgelöst wurden, ein erheblicher Unterschied zwischen den mit Blut oder Serum K 1 : 2 und den

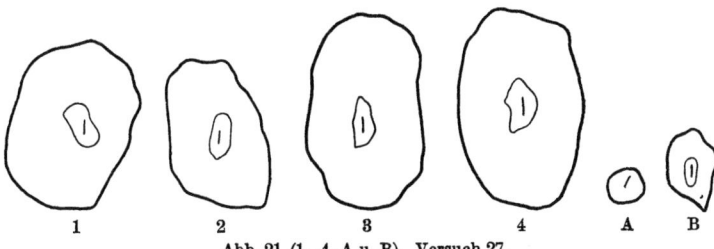

Abb. 21 (1—4, A u. B). Versuch 27.

mit Blut oder Serum K 1 : 20 vorbehandelten Hautstellen bestand, während dies bei Versuch 27, in dem die Reaktionen mit Dialysat ausgelöst wurden, nicht der Fall war.

Es zeigt dies, daß die kleinere Antigenmenge (Dialysat) mit Serum K 1 : 20 optimale Reaktionen in vivo gibt, Reaktionen, die durch Steigerung der injizierten Antikörpermenge nicht verstärkt werden können.

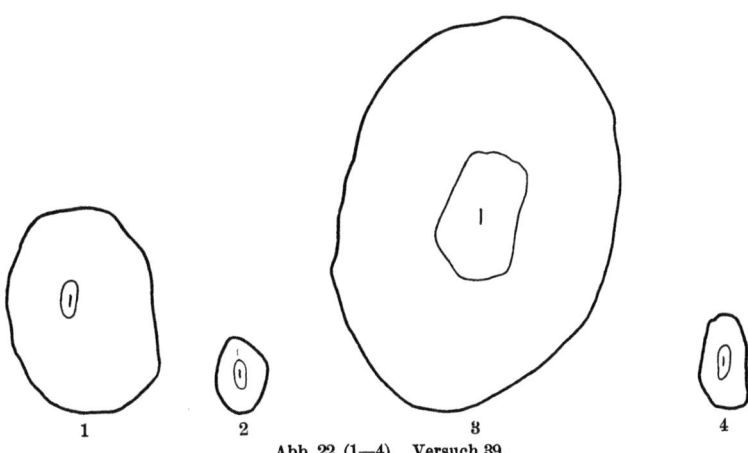

Abb. 22 (1—4). Versuch 39.

Bei größerer Antigendosis (Vollantigen) ergeben die mit Serum K 1 : 20 vorbehandelten Stellen nicht maximale Reaktionen; es besteht hier augenscheinlich ein Antigenüberschuß, der an mit Serum K 1 : 2 vorbehandelten Stellen zu größeren Reaktionen führt.

Die nächsten Versuche beschäftigen sich mit der Einwirkung von Wärme auf den Prausnitz-Küstnerschen Antikörper.

Versuch 39. Bei Patient P. (Gonorrhöe) wurde am 28. XII. 1927 bei 1 Serum K injiziert, das 1 Stunde auf 56° erwärmt worden war. Bei 3 erfolgte Injektion von nicht erwärmtem Serum K. 2 und 4 wurden nicht vorbehandelt. Am 29. XII. 1927 erfolgte bei 1, 2, 3, 4 Vollantigenapplikation auf Impfstrich. Es entstanden folgende Reaktionen (Abb. 22).

Aus dem Versuch ergibt sich, daß durch eine 1 stündige Erwärmung auf 56° die sensibilisierende Wirkung des Serums K zwar nicht vollständig zerstört, aber sehr stark abgeschwächt wird.

Versuch 40. Bei Patient P. (gleicher Patient wie in Versuch 39) wurde am 29. XII. 1927 bei 1 Serum K injiziert, das 6 Stunden auf 56° erwärmt wurde. Die Stelle A blieb unvorbehandelt. Am 30. XII. erfolgte Applikation von Vollantigen auf Impfstrich. Reaktionen: (Abb. 23).

Resultat: Das 6 Stunden auf 56° erwärmte Serum K bewirkt keine Sensibilisierung an der Injektionsstelle. Auffallend ist in diesem Versuch 1., daß die nicht vorbehandelte Stelle stärker auf das gleiche Antigen reagiert als die nicht vorbehandelten Stellen in Versuch 39. Es scheint, wie wenn die Patientin durch die vorausgegangenen Antigen-

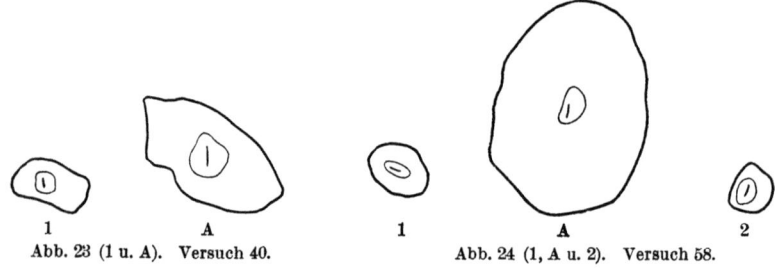

Abb. 23 (1 u. A). Versuch 40. Abb. 24 (1, A u. 2). Versuch 58.

applikationen sensibilisiert worden wäre. (Wir konnten bisher der Frage nach der Sensibilisierung auf Ascarisantigen durch mehrfache Antigenapplikationen nicht systematisch nachgehen.) 2. war auffallend, daß die mit dem erwärmten K-Serum vorbehandelte Hautstelle eine etwas geringere Reaktion zeigte als die nicht vorbehandelte Stelle. Um festzustellen, ob es sich hier um eine spezifische abschwächende Wirkung des 6 Stunden auf 56° erwärmten Serum K handelt, oder ob die abschwächende Wirkung auch durch ebenso behandeltes Kontrollserum zustande kommt, wurde der nächste Versuch angelegt.

Versuch 58. Bei der primär auf Ascariden überempfindlichen Patientin St. (Gonorrhöe) wurde am 11. I. 1928 intracutan injiziert bei 1 Serum K (6 Stunden auf 56° erwärmt), bei 2 Kontrollserum K—i (6 Stunden auf 56° erwärmt). Am 12. I. 1928 wurde bei 1 und 2 und an einer unvorbehandelten Stelle A Vollantigen auf Impfstrich appliziert. Es entstanden folgende Reaktionen (Abb. 24).

Resultat: Bei einer primär auf Ascariden reagierenden Patientin bewirkte eine 24 Stunden vor der Antigenapplikation erfolgte Injektion von 6 Stunden auf 56° erwärmtem Serum eine Abschwächung der Reaktion, gleichgültig, ob das verwendete Serum Prausnitz-Küstnersche Antikörper gegen Ascariden enthielt oder nicht.

Nach der allgemeinen Auffassung gehören die Antikörper zu den Eiweißstoffen. Hier und da werden aber doch Stimmen laut, die an der Eiweißnatur der Antikörper zweifeln. Die Frage nach der Eiweißnatur des Prausnitz-Küstnerschen Antikörpers wurde, soweit ich sehe, bisher noch nicht angeschnitten. Ich habe einige Versuche in dieser Richtung mit dem Serum bzw. Blut K durchgeführt, die allerdings nur als Vorversuche gewertet werden dürfen.

Versuch 47. Blut K mit 4promill. Natriumcitratlösung *aa* verdünnt wurde unter Verwendung einer Dialysiermembran Schleicher-Schüll 446:9 3 Wochen lang gegen destilliertes Wasser dialysiert. Die Dialyse wurde als Gleitdialyse durchgeführt. Die Flüssigkeiten wurden auf einer Temperatur von 5—15° gehalten. Die Vorlage wurde nicht gewechselt. Am 4. I. 1928 wurde bei Patient H. (Gonorrhöe) bei 1 0,1 Dialysat und bei 2 0,1 Dialysatrückstand intracutan injiziert. Am 5. I. 1928 wurde bei 1, 2 und A (unvorbehandelte Stelle) Vollantigen auf Impfstrich appliziert. Es entstanden folgende Reaktionen (Abb. 25).

Resultat: Bei der verwendeten Versuchsordnung, bei der das Ascarisantigen dialysierte, war der entsprechende Prausnitz-Küstnersche Antikörper im Dialysat nicht nachweisbar, während der Dialysatrückstand eine lokale Überempfindlichkeit bei einer primär nicht empfindlichen Patientin verursachte.

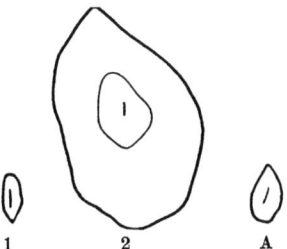

Abb. 25 (1, 2 u. A). Versuch 47.

Bei dieser Versuchsanordnung, die nach verschiedenen Richtungen hin noch modifiziert werden kann und muß, konnte nicht bewiesen werden, daß der Prausnitz-Küstnersche Antikörper kein Eiweißkörper ist. Es darf aber natürlich nicht der Schluß gezogen werden, daß er ein Eiweißkörper ist.

In den folgenden Versuchen sollte der Einfluß von peptischer und tryptischer Verdauung auf den Prausnitz-Küstnerschen Antikörper untersucht werden.

Zu diesem Zwecke haben wir folgende Gemische hergestellt:
1. 2 ccm K-Serum + 2 ccm physiologische Kochsalzlösung + 0,018 KH_2PO_4 + 0,032 Pepsin;
2. 2 ccm K-Serum + 2 ccm 1proz. Sodalösung + 0,02 Trypsin;
3. 2 ccm K-Serum + 2 ccm physiologische Kochsalzlösung.

In Versuch 64a wurden so hergestellte Gemische nach 24stündigem Stehen bei Zimmertemperatur neutralisiert und auf 8 ccm aufgefüllt; in Versuch 64b geschah dies erst nach 48 Stunden.

Versuch 64a. Bei der Patientin B. (Gonorrhöe) wurden die erwähnten 24-Stundengemische am 20. I. 1928 intracutan injiziert und an einer 4. Stelle unverdünntes K-Serum. Am 21. I. 1928 erfolgte Applikation von Ascaris megalocephala auf Impfstrich, bei 1, 2, 3, 4 und bei A (unvorbehandelte Stelle). Es entstanden folgende Reaktionen: (Abb. 26).

Resultat: Weder peptische noch tryptische Verdauung führt bei den gewählten Versuchsbedingungen in 24 Stunden zu einer merklichen Abschwächung der sensibilisierenden K-Serumwirkung.

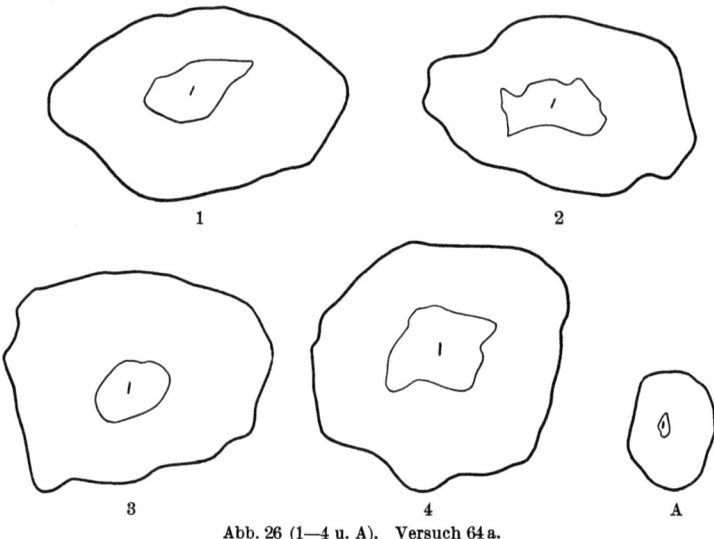

Abb. 26 (1—4 u. A). Versuch 64a.

Versuch 64b. Bei der Patientin Z. wurden am 28. I. 1928 die erwähnten 48-Stundengemische intracutan injiziert. Am 29. I. 1928 erfolgte Applikation von Ascaris megalocephala auf Impfstrich, bei 1, 2, 3 und A (unvorbehandelte Stelle). Es entstanden folgende Reaktionen (Abb. 27). Bei A keine Reaktion.

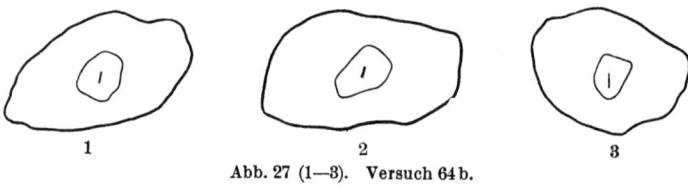

Abb. 27 (1—3). Versuch 64b.

Resultat: Auch eine 48 Stunden dauernde peptische oder tryptische Verdauung bei Zimmertemperatur beeinflußt nicht merklich die sensibilisierende Wirkung des K-Serums.

Versuche mit Serum F.

Aus äußeren Gründen konnten mit diesem Serum nur 2 Prausnitz-Küstnersche Versuche angelegt werden.

Versuch 67. Bei Patient J. (Gonorrhöe) wurde am 24. I. 1928 bei 1 0,1 Serum F intracutan injiziert. Am 25. I. 1928 wurde bei 1 und A (unvorbehandelte Stelle) Ascaris megalocephala-Leibeshöhlenflüssigkeit auf Impfstrich appliziert. Reaktionen: (Abb. 28).

Aus diesem Versuch ergibt sich, daß sich bei einer schwach aber deutlich Ascaris-empfindlichen Testperson eine Steigerung der Empfindlichkeit durch das Serum F nicht erzielen ließ.

Versuch 66. Bei Patient R. (Gonorrhöe) wurde am 28. I. 1928 0,1 Serum F bei 1 intracutan injiziert. Am 29. I. erfolgte Vollantigenapplikation bei 1 und A (unvorbehandelte Stelle). Reaktionen (Abb. 29).

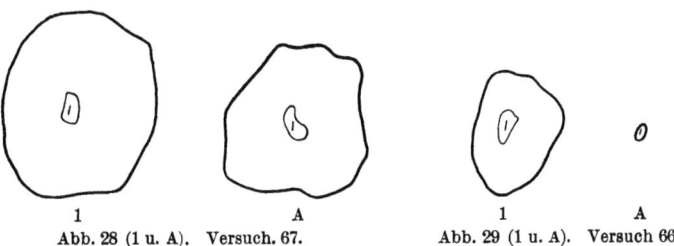

Abb. 28 (1 u. A). Versuch. 67.   Abb. 29 (1 u. A). Versuch 66.

Resultat: Bei einer auf Ascariden unempfindlichen Testperson ließ sich mit dem Serum F ein positiver Prausnitz-Küstnerscher Versuch erzielen. Die Reaktion an der mit F-Serum vorbehandelten Stelle war zwar schwach aber einwandfrei positiv gegenüber der negativen Reaktion an der unvorbehandelten Stelle.

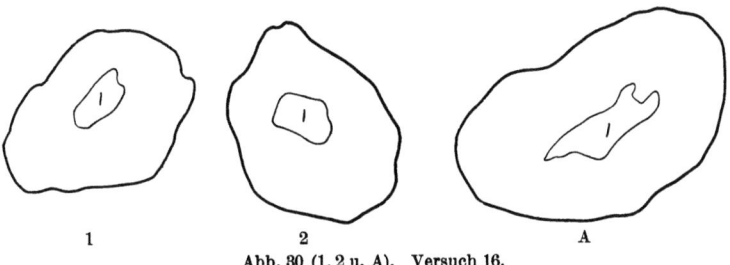

Abb. 30 (1, 2 u. A). Versuch. 16.

Versuche mit Serum B.

Versuch 17. Am 25. XI. 1927 wurde bei Patient F. (Gonorrhöe) bei 1 und 3 Serum B, bei 2 und 4 Kontrollserum J injiziert. Am 26. XI. 1927 wurde bei 1, 2, 3 und 4 Ascaris lumbrocoides auf Impfstrich appliziert. *Es entstanden keine Reaktionen.*

Aus diesem Versuch scheint hervorzugehen, daß das Serum B keine Prausnitz-Küstnerschen Antikörper enthält.

Versuch 16. Bei der Patientin Br. (Gonorrhöe) wurde am 25. XI. 1927 Serum B bei 1 und 3, Kontrollserum J bei 2 und 4 injiziert. Am 26. XI. wurde bei 1 und 3 und bei A (unvorbehandelte Stelle) Ascaris lumbroicides auf Impfstrich appliziert. Es entstanden folgende Reaktionen (Abb. 30).

Bei 3 und 4 entwickelten sich keine Reaktionen.

Aus dem Versuch ergibt sich, daß bei der primär ziemlich stark auf Ascariden reagierenden Testperson eine sensibilisierende Wirkung des Serums B nicht nachgewiesen werden konnte. Es traten an der mit B-

Serum und der mit Kontrollserum vorbehandelten Stelle nach Antigenapplikation gleich intensive Reaktionen auf. Eine Fernauslösung an einer mit Serum B vorbehandelten Stelle trat nicht ein.

Da mich der negative Ausfall der Prausnitz-Küstnerschen Versuche mit Serum B sehr verwunderte (handelte es sich doch um eine Patientin mit intensiver Reaktion auf Ascariden), so habe ich mit einer zweiten am 31. XI. 1927 entnommenen Blutprobe neue Versuche angelegt.

Versuch 18b. Bei Patient L. (Gonorrhöe) wurde am 31. XI. 1927 bei 1 Serum B, bei 2 Kontrollserum F intracutan injiziert. Am 2. XII. erfolgte bei 1 und 2 Applikation von Ascaris lumbricoides auf Impfstrich. Reaktionen (Abb. 31).

Resultat: Bei der primär mäßig stark empfindlichen Testperson (bei der Serum Z und Serum K zu deutlich positivem Prausnitz-Küstnersche Versuch geführt haben) fiel derselbe mit Serum B negativ aus.

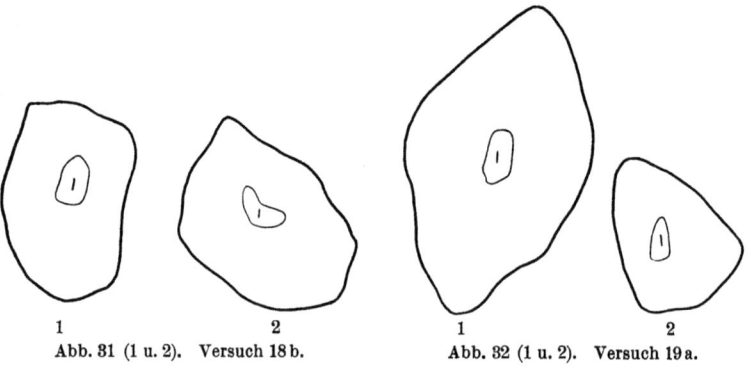

  1   2   1   2
Abb. 31 (1 u. 2). Versuch 18b. Abb. 32 (1 u. 2). Versuch 19a.

Versuch 19a. Bei Patient Bl. (Gonorrhöe) wurde am 31. XI. 1927 bei 1 Serum B, bei 2 Kontrollserum F intracutan injiziert. Am 2. XII. 1927 erfolgte bei 1 und 2 Applikation von Ascaris lumbricoides auf Impfstrich. Reaktionen (Abb. 32).

Resultat: Bei einer primär mäßig stark auf Ascariden reagierenden Testperson fiel der Prausnitz-Küstnersche Versuch mit Serum B (2. Serumprobe) schwach aber deutlich positiv aus.

Im nächsten Versuch wurde das Serum B (2. Portion) nochmals bei der Testperson F untersucht, die mit der 1. Portion (s. Versuch 17) ein negatives Resultat ergeben hatte, trotzdem sie auf Ascariden primär nicht empfindlich ist.

Versuch 33. Bei Patient F. (Gonorrhöe) wurde am 14. XII. bei 1 Serum B intracutan injiziert. Am 15. XII. erfolgte bei 1 und A (unvorbehandelte Stelle) Vollantigenapplikation auf Impfstrich (Abb. 33). (Es wurde das gleiche Antigen verwendet wie in Versuch 17.)

Resultat: Bei der gleichen Testperson, bei der mit der 1. Portion von Serum B der Prausnitz-Küstnersche Versuch vollständig negativ ausgefallen war, fiel derselbe mit der 2. Portion einwandfrei positiv aus.

Allergiestudien bei der Ascaridenidiosynkrasie. 721

Versuche mit Serum G.

Wie eingangs erwähnt, wurden in diesen Versuchen Seren vergleichsweise untersucht, die während des Bestehens der Urticaria (G 1) und nach vollständigem Abklingen derselben (G 2) gewonnen worden waren.

Versuch 50. Bei Patient E. (Gonorrhöe) wurde am 7. I. 1928 bei 1 0,1 Serum G 1 und bei 2 0,1 Serum G 2 intracutan injiziert. Am 8. I. wurde bei 1 und 2, ferner bei A und B (unvorbehandelte Stellen) Vollantigen auf Impfstrich appliziert. Es entwickelten sich folgende Reaktionen (Abb. 34).

Zu einem vollständig entsprechenden Resultat führte Versuch 51a.

Resultat: Der Prausnitz-Küstnersche Versuch mit Serum G fiel positiv aus. Es bestand kein Unterschied in der sensibilisierenden Wirkung bei dem während des Bestehens der Urticaria abgenommenen Serum und dem, das erst nach vollständigem Abklingen der Erscheinungen gewonnen wurde.

Überblicken wir die in diesem Abschnitt mitgeteilten Versuchsresultate, so müssen wir zuerst feststellen, daß die 5 untersuchten

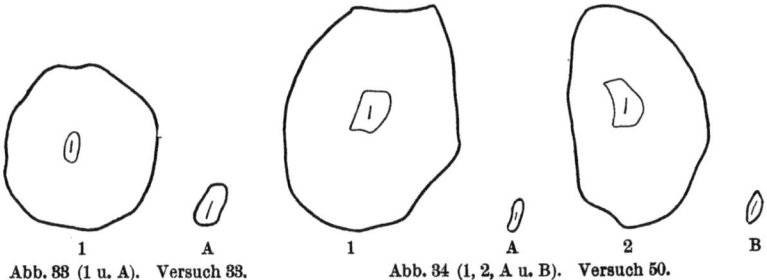

Abb. 33 (1 u. A). Versuch 33.   Abb. 34 (1, 2, A u. B). Versuch 50.

Seren Prausnitz-Küstnersche Antikörper enthielten. Der Nachweis der Prausnitz-Küstnerschen Antikörper gelang bei 3 Seren sehr leicht; die durch diese 3 Seren bei verschiedenen Testpersonen erzeugten urticariellen Hautreaktionen waren sehr intensiv. Die sensibilisierende Wirkung von 2 dieser Seren (das 3. wurde darauf nicht untersucht) konnte auch an Testpersonen festgestellt werden, die selber eine mäßige urticarielle Empfindlichkeit gegenüber Ascariden aufwiesen. Bei 2 Seren war der Nachweis Prausnitz-Küstnerscher Antikörper nicht so leicht zu erbringen, die durch die Seren erzeugte lokale Überempfindlichkeit der Testperson war keine so intensive wie bei den 3 anderen Seren, immerhin erscheint mir auch bei diesen Seren das Vorhandensein Prausnitz-Küstnerscher Antikörper sichergestellt. Versuche, die Empfindlichkeit gegen Ascariden zu übertragen, sind schon angestellt worden:

Ich erwähne hier die kürzlich erschienene Mitteilung von *Ciculesco-Mavromati*, die mit dem Serum einer Patientin, die an Ascariden litt und die auf einen Ascaridenextrakt einen „klassischen anaphylaktischen Shock" zeigte, bei Meerschweinchen „passive Anaphylaxie" zu erzeugen vermochte.

Ob die Antikörper, die durch diesen positiven Übertragungsversuch aufs Tier nachgewiesen wurden, mit den durch den Prausnitz-Küstnerschen Versuch am Menschen nachgewiesenen, identisch sind oder nicht, muß dahingestellt bleiben. Eine Antwort auf diese, nicht nur für den speziellen Fall, sondern ganz allgemein für die Allergie- und Anaphylaxielehre sehr wichtigen Frage, kann bei dem heutigen Stande der experimentellen Forschung meiner Ansicht nach noch nicht gegeben werden.

Während die passive Übertragung der Überempfindlichkeit gegen Ascariden auf Meerschweinchen *Ciculesco-Mavromati* glückte, hatte *Fülleborn* mit dem Blut einer überempfindlichen Person ein negatives Resultat zu verzeichnen. Von *Hoeppli* und *Vogel* konnte eine passive Übertragung der Überempfindlichkeit gegenüber Ascaridenextrakten mittels Einspritzung von Serum oder Blut einer stark überempfindlichen Person auf eine wenig empfindliche nicht erzielt werden, dagegen führten Versuche von *Rackemann* und *Stevens, Brunner* und unsere eigenen im vorstehend wiedergegebenen Versuche zu einwandfrei positiven Resultaten.

Durch den sicheren Nachweis Prausnitz-Küstnerscher Antikörper bei starker Überempfindlichkeit gegen Ascariden scheint mir festgestellt zu sein, daß die infolge der Überempfindlichkeit entstehenden Krankheitserscheinungen auf einer Antigen-Antikörperreaktion beruhen. Wir sind, glaube ich, dazu berechtigt, das Krankheitsbild, das auf Grund der Überempfindlichkeit zustande kommt, in eine Klasse einzuordnen, mit anderen Krankheiten, bei denen der Nachweis der Prausnitz-Küstnerschen Antikörper ebenfalls gelang, in erster Linie mit dem Heuschnupfen, mit dem durch Klimaallergene (*Storm van Leeuwen*), Pferdeschuppen, Kaninchenepithelien usw., ausgelöstem Asthma und mit der durch gewisse Nahrungsmittel und Medikamente ausgelösten Urticaria. Die nahe Verwandtschaft all dieser Erkrankungen geht schon aus der klinischen Erfahrung hervor (Kombination von Asthma und Urticaria, besonders deutlich bei der Ascaridenüberempfindlichkeit). Sie geht ferner aus der Tatsache hervor, daß alle die erwähnten Krankheiten eine urticarielle Hautreaktion auf die Applikation der Noxe aufweisen, wenn dieselbe auf einen Impfstrich gebracht oder intracutan injiziert wird. Die Pathogenese dieser Krankheitsklasse und somit auch die Pathogenese der durch Ascariden bedingten allergischen Erscheinungen wird durch den Nachweis der Prausnitz-Küstnerschen Antikörper weitgehend geklärt, denn der Nachweis Prausnitz-Küstnerscher Antikörper bedeutet nicht nur den Nachweis einer spezifisch gegen die Noxe eingestellten Substanz, sondern den Nachweis einer Substanz, die beim Normalen in die Haut injiziert, die Haut in den Zustand versetzt, in dem sich das Hautorgan des Patienten befindet. Die Haut an der mit Prausnitz-Küstnerschen Antikörper vorbehandelten Stelle verhält sich wie die Haut des Patienten, d. h. sie reagiert nach Applikation der spezifischen Noxe urticariell.

Aus den mitgeteilten Versuchsprotokollen ergibt sich, daß sich das Vorhandensein Prausnitz-Küstnerscher Antikörper oft durch eine Modifikation der ursprünglichen Versuchsanordnung nachweisen läßt, eine Modifikation, deren Resultate zwar nicht beweisender sind, als die der ursprünglichen Versuchsanordnung von *Prausnitz* und *Küstner*, die ja Resultate ergibt, bei denen mir jeder Zweifel unverständlich ist. Die Resultate dieser Versuchsanordnung erscheinen mir aber noch demonstrativer als die der gewöhnlichen Methode. Ich meine die Methode der ‚Fernauslösung'. *Walzer* hat, soviel ich weiß, als erster festgestellt, daß man bei Testpersonen, die man mit Idiosynkrasieserum nach *Prausnitz-Küstner* vorbehandelt hat, an der Idiosynkrasieserumstelle eine urticarielle Reaktion auftreten sehen kann, wenn man das entsprechende Antigen per os verabfolgt. Ohne Kenntnis der Walzerschen Feststellung habe ich bei einem Fall von Hühnereiidiosynkrasie finden können, daß intracutane Injektion von 0,2 Hühnerei genügt, an einer weit entfernt von der Antigen-Applikationsstelle gelegenen Idiosynkrasieserumstelle eine urticarielle Hautreaktion hervorzurufen. Bei der Ascaridenüberempfindlichkeit konnte ich feststellen, daß auch die Applikation von etwas Antigen auf Impfstrich zur Fernauslösung genügt, und zwar auch dann noch, wenn an der Idiosynkrasieserumstelle selbst schon einmal eine Reaktion ausgelöst worden und wenn die Seruminjektion 12 Tage vor der Antigenapplikation an entfernter Stelle erfolgt war. Schon diese Feststellung genügt, um sich klar zu machen, wie außerordentlich geringe Mengen Antigen genügen, um an einem überempfindlichen Organ intensive Reaktionen zu veranlassen.

Ein ziemlich großer Teil der im vorstehenden wiedergegebenen Versuche wurde zu dem Zweck angestellt, etwas über die Einwirkung physikalischchemischer Prozeduren auf das Antigen zu erfahren. Die Resultate dieser Untersuchungen sind schon im vorhergehenden Abschnitt zusammengefaßt worden. An dieser Stelle möchte ich nur darauf hinweisen, wie gut sich solche Untersuchungen im Prausnitz-Küstnerschen Versuch durchführen lassen. Gegenüber der Prüfung einer Substanz auf das Nochvorhandensein von Urticaria erzeugenden Eigenschaften bei Primärüberempfindlichen haben wir im passiven Versuch immer die Möglichkeit einer Kontrolle an nicht überempfindlicher Haut beim gleichen Menschen.

Von einer gewissen klinischen Bedeutung ist die Feststellung, daß das gleiche Serum gegenüber Ascaris megalocephala und gegen Ascaris lumbricoides passiv sensibilisieren kann. Es ergibt sich aus dieser Feststellung die Möglichkeit, in gewissen Fällen anzunehmen, daß ein Individuum durch den Kontakt mit der einen Wurmart auf die andere Wurmart sensibilisiert wird. So kann man daran denken, daß Patient F. (s. S. 695) durch die Infektion mit Ascaris lumbricoides auf die im Schlachthof vorhandenen Pferdeascariden sensibilisiert wurde.

Die in den Versuchen festgestellte Möglichkeit, den Prausnitz-Küstnerschen Antikörper auch im Citratblut nachzuweisen, dürfte für künftige Untersuchungen von Bedeutung sein, speziell für Untersuchungen, bei denen man größere Mengen antikörperhaltiger Flüssigkeit benötigt. Für solche Versuche ist es auch wichtig, zu wissen, daß das Prausnitz-Küstnersche Antikörper enthaltende Serum wochenlang bei Eisschranktemperatur aufbewahrt werden kann, ohne in seiner Wirksamkeit merklich beeinträchtigt zu werden.

Von größerer Bedeutung erscheint mir die Feststellung, daß die Antikörper durch Temperaturen von 56° bei 1 stündigem Erwärmen sehr erheblich abgeschwächt, aber nicht ganz ihrer sensibilisierenden Wirkung beraubt werden, während eine vollständige Zerstörung dieser Wirkung durch eine 6 stündige Erwärmung zustande kommt. Bei den bisherigen Untersuchungen über das Verhalten der Prausnitz-Küstnerschen Antikörper bei Erwärmung (ich erwähne speziell die Untersuchungen von *Coca* und seinen Schülern und die Versuche aus der hiesigen Klinik) verlor der Antikörper schon bei $^1/_2$ stündigem Erwärmen auf 56° seine sensibilisierende Wirkung vollständig. Ich habe seinerzeit darauf hingewiesen, daß diese Feststellung von Interesse ist, wenn man einerseits bedenkt, daß der Antikörper bei der klassischen Anaphylaxie thermostabil ist und andererseits sich daran erinnert, daß Normalantikörper im allgemeinen thermolabiler sind als erworbene. *Ramel* hat seither nachgewiesen, daß die von ihm bei der Serumkrankheit gefundenen Prausnitz-Küstnerschen Antikörper bei einer Temperatur von 56° in $^1/_2$ Stunde in ihrer Wirkung nicht beeinträchtigt wurden. Der Befund, daß die bei der Ascaridenüberempfindlichkeit nachgewiesenen Antikörper weniger empfindlich gegenüber der Erwärmung sind als z. B. die bei Heuschnupfen, läßt daran denken, daß es sich hier um durch eine Ascarideninfektion *erworbene* Antikörper handelt, ein Schluß, den ich aber schon wegen der Geringgradigkeit des Unterschiedes bei der Thermostabilität nicht ziehen möchte.

Der Versuch, den Antikörper im Dialysat nachzuweisen, ist mißlungen, und zwar ist er mit einer Versuchsanordnung mißlungen, in der das Antigen dialysierte. Es handelt sich also beim Antikörper entweder um ein größeres Molekül als beim Antigen, oder er wird sonst irgendwie vielleicht durch eine Adsorption am Dialysieren verhindert.

Die Versuche über den Einfluß peptischer und tryptischer Verdauung auf den Prausnitz-Küstnerschen Antikörper bedürfen ebenso wie der Dialyseversuch noch eines weiteren Ausbaus. Immerhin können wir schon jetzt sagen, daß sie eher gegen als für die Proteinnatur der Prausnitz-Küstnerschen Antikörper sprechen, daß die Prausnitz-Küstnerschen Antikörper auf jeden Fall eine erhebliche Resistenz gegen Pepsin und Trypsin besitzen. Was das Verhalten gegenüber Trypsin betrifft, so entspricht es dem Verhalten der Antitoxine gegenüber diesem Ferment, während diese durch Pepsinverdauung viel rascher zerstört zu werden scheinen (*Pick* zit. nach *Wells*).

Von einem gewissen Interesse scheint mir noch die vergleichweise Untersuchung der beiden Portionen des Serums G zu sein, von denen die eine Portion während des Bestehens der Urticaria, die andere nach ihrem Abklingen abgenommen wurde. Ich hatte eine Differenz in der Übertragungsfähigkeit der beiden Portionen erwartet, da *Kyrle* in seinen Kodeinversuchen gefunden hatte, daß das in der Intervallzeit abgenommene Serum Tiere gegen die Nachinjektion des Medikamentes empfindlich machte, im Gegensatz zu dem während des Bestehens des floriden Exanthems abgenommenen und da *de Besche* und *Frugoni* Analoges bei Prausnitz-Küstnerschen Versuchen beobachtet hatten. *Doerr* betont, daß die Serumabnahme unmittelbar nach einem schweren Anfall ungeeignet sei, und auch *Biberstein* und *Samson* denken bei der Erklärung negativer Resultate an eine solche Fehlerquelle. In unserem Falle ließ sich ein Unterschied in der Übertragungsfähigkeit der beiden Serumportionen nicht nachweisen. Der Prausnitz-Küstnersche Versuch war mit beiden Portionen ziemlich stark positiv. Ob sich bei einer quantitativen Auswertung nicht doch ein Unterschied zwischen den beiden Proben ergeben hätte, oder ob vielleicht eine längere Zeit nach dem Abklingen der Urticaria abgenommene Serumprobe nicht noch stärker sensibilisiert hätte, wurde nicht untersucht.

Antigen-Antikörperreaktion in vitro.
(Aufhebung der übertragenden Fähigkeit des Idiosynkrasieserums durch Ascaridendialysat und Aufhebung der reaktionsauslösenden Wirkung des Dialysates durch Idiosynkrasieserum.)

Im März 1925 veröffentlichten *Coca* und *Grove* eine Arbeit, in welcher sie über einen Versuch berichteten, in dem sie die Wirkung von Idiosynkrasieserum auf Idiosynkrasiogen in vitro prüften. Dieser Versuch, der mit dem Serum eines Idiosynkrasikers gegen Pferdeschuppen angestellt wurde, sollte die Frage klären, ob in dem Idiosynkrasieserum-Idiosynkrasiogengemisch ein spezifisches Produkt entstehe, und ob diesem spezifischen Produkt toxische Eigenschaften zukämen. Eine sichere Entscheidung, ob in dem Gemisch eine toxische Substanz entstanden sei, vermochte der Versuch nicht zu erbringen, dagegen konnte festgestellt werden, daß *in dem Gemisch der Prausnitz-Küstnersche Antikörper durch die Hinzufügung eines starken Pferdestaubextraktes* (1,0 Serum + 0,1 Extrakt) *unwirksam werde*, d. h., das im Gemisch enthaltene Idiosynkrasieserum sensibilisierte die Haut der Testperson nicht mehr gegen eine nachfolgende Idiosynkrasiogenapplikation. Durch diesen Versuch von *Coca* und *Grove* ist meines Wissens zum ersten Male eine einwandfreie Vitroreaktion zwischen Idiosynkrasieserum und Idiosynkrasiogen festgestellt worden. Im September 1925 haben *Zaruski* und ich am Deutschen Dermatologenkongreß über Versuche berichtet, die wir ohne Kenntnis der Arbeit von *Coca* und *Grove* unternommen hatten, und bei denen wir zu einem vollständig übereinstimmenden Ergebnis gelangt waren. Unsere damaligen Untersuchungen waren mit dem Serum eines Falles von urticariell-asthmoider Sellerieidiosynkrasie angestellt worden und hatten zu dem Ergebnis geführt, *daß bei Mischung von Antigen und Antikörper diese in Reaktion treten, wobei der Antikörper seine sensibilisierende Eigenschaft verliert.*

Zu ganz entsprechenden Resultaten gelangten in der Folgezeit *Levine* und *Coca* bei Verwendung von Timothyextrakten und von dialysierten Kaninchenepithelextrakten, ferner *Ducret* und ich bei Verwendung von Pollentoxin 312 (Firma *Brunnengräber*, Rostock).

Nachdem festgestellt war, daß Antigen und Antikörper in vitro eine Reaktion eingehen, bei der der Antikörper seine passiv sensibilisierende Wirkung im Prausnitz-Küstnerschen Versuch verliert, stellte sich natürlich sofort die Frage, wie sich das Antigen im Gemisch verhält, ob es bei der Verbindung mit den Antikörpern seine reaktionsauslösende Eigenschaft behält oder nicht. Dieser Frage sind *Coca* und seine Mitarbeiter und *Zaruski* und ich nachgegangen und wir sind bei verschiedenen Idiosynkrasieformen zu dem gleichen Resultat gelangt, *daß das Antigen im Gemisch seine reaktionsauslösende Eigenschaft behält.*

Schon 1924 hatten *Storm van Leeuwen, Z. Bien* und *H. Varekamp* untersucht, ob das Serum von Allergikern Antiallergene enthält und sie waren damals zu einem negativen Resultate gelangt, d. h. sie haben ebenso wie nach ihnen *Coca* und wir keine Abschwächung des Antigens im Antigen-Antikörpergemisch feststellen können. In einer 1927 erschienenen Arbeit konnten nun aber *Storm van Leeuwen* und *Kremer* die Anwesenheit von Substanzen im Serum und Blut von Idiosynkrasikern nachweisen, die „die Wirkung der Allergene in spezifischer Weise hemmen". *Storm van Leeuwen* und *Kremer* haben ihre Untersuchungen bei Überempfindlichen gegen Produkte der tierischen Haut, Milch und gegen Schimmelpilzallergene angestellt.

Bei der meiner Ansicht nach außerordentlich großen theoretischen und praktischen Bedeutung der Vitroreaktion zwischen Idiosynkrasiogen und Idiosynkrasieserum habe ich Versuche in dieser Richtung jetzt auch bei der Überempfindlichkeit gegen Ascariden angestellt. Diese Untersuchungen sollten sich von vornherein sowohl mit der Wirkung des Antigens auf den Antikörper als auch mit der Wirkung des Antikörpers auf das Antigen beschäftigen. Die zunächst angeführten Versuchsprotokolle betreffen die Frage, ob ebenso wie bei den früher untersuchten Idiosynkrasieformen auch bei der Ascaridenüberempfindlichkeit der Prausnitz-Küstnerschen Antikörper, in vitro mit Antigen gemischt, seine sensibilisierende Fähigkeit verliert. Alle Versuche wurden mit dem Serum K angestellt, das sich, wie im vorhergehenden Abschnitt gezeigt wurde, in zahlreichen Prausnitz-Küstnerschen Versuchen sehr bewährt hatte.

Versuch 28. Bei Patient Sch. (Gonorrhöe) wurden am 28. XII. 1927 intracutan injiziert: 1. Idiosynkrasieserum K + Ascarisdialysat (Ascaris lumbricoides 6 Tage dialysiert) *aa*; 2. Normalserum G + Dialysat (wie bei 1.) *aa*; 3. Idio-

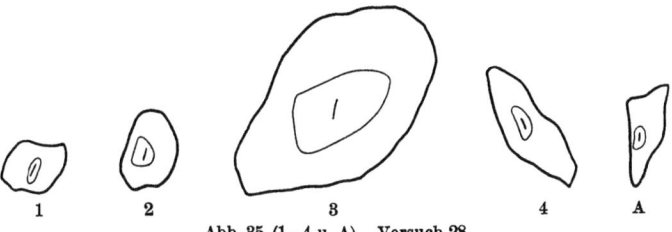

Abb. 35 (1—4 u. A). Versuch 28.

synkrasieserum K + physiologische Kochsalzlösung *aa;* 4. Normalserum K—i + physiologische Kochsalzlösung *aa*. Die Gemische standen vor Injektion 24 Stunden bei Zimmertemperatur. 29. XII. 1927. An den vor 24 Stunden vorbehandelten Stellen 1, 2, 3, 4 und an einer nicht vorbehandelten Stelle A wird Ascaris lumbricoides auf Impfstrich appliziert. Es entstanden folgende Reaktionen (Abb. 35).

Resultat: Durch Zusatz von Ascarisdialysat zum Idiosynkrasieserum K *aa* wird die nach *Prausnitz-Küstner* nachweisbare, übertragende Fähigkeit des Idiosynkrasieserums aufgehoben.

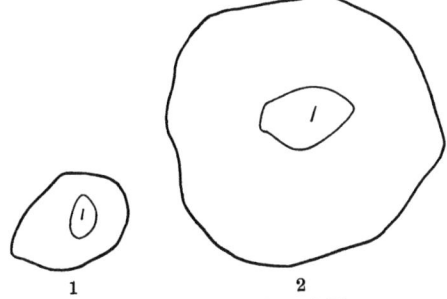

Abb. 36 (1 u. 2). Versuch 57.

Zu einem durchaus entsprechenden Resultat führte der folgende Versuch, in dem das Mengenverhältnis Antikörper-Antigen zugunsten des Antikörpers verändert wurde.

Versuch 57. Bei Patient W. (Gonorrhöe) wurde am 12. I. 1928 intracutan injiziert je 0,1 von: 1. Idiosynkrasieserum K 0,95 + Ascarisdialysat 0,05 (gleiches Dialysat wie in Versuch 28, *10fach konzentriert;* 2. Idiosynkrasieserum K; 1 und 2 standen vor der Injektion 24 Stunden bei Zimmertemperatur. Am 13. I. 1928 bei 1 und 2 Ascaris megalocephala auf Impfstrich. Reaktionen (Abb. 36).

Resultat: Es entspricht dem bei Versuch 28 erhaltenen. Die Übertragungsfähigkeit des Serums (nach *Prausnitz-Küstner*) geht aber nicht nur bei Mischung von Idiosynkrasieserum und Ascarisdialysat *aa* verloren, sondern auch bei einem Mischungsverhältnis von 0,95 Serum + 0,05 *10fach konzentriertem* Dialysat, d. h. umgerechnet auf die gleiche Idiosynkrasieserummenge erfolgte auch noch durch eine ungefähr halb so große Dialysatmenge Aufhebung der passiv sensibilisierenden Fähigkeit des Antikörpers.

In den nächsten beiden Versuchen sollte festgestellt werden, wie groß die zugesetzte Dialysatmenge sein muß, um gerade noch die sensibilisierende Wirkung der Prausnitz-Küstnerschen Antikörper aufzuheben. Leider mußte in diesem Versuch mit der 2. Portion des Ascarisdialysates gearbeitet werden, doch hatte sich in einem frühern Versuch (s. S. 705) diese Portion als ungefähr ebenso stark wirksam erwiesen wie die in Versuch 28 und 57 verwendete 1. Portion.

Versuch 69. Am 1. II. 1928 wurde bei Patient E. (Gonorrhöe) intracutan injiziert: 0,1 von: bei 1 Serum K; bei 2: 1,0 Serum K + 0,01 Dialysat, 2. Portion; bei 3: 1,0 Serum K + 0,06 Dialysat 2. Portion; bei 4: 1,0 Serum K + 0,01 Dialysat 10fach konzentriert; bei 5: 1,0 Serum K + 0,05 Dialysat 10fach konzentriert. Am 2. II. 1928 wurde Vollantigen appliziert bei 1, 2, 3, 4, 5 und A (unvorbehandelte Stelle). Es entstanden folgende Reaktionen (Abb. 37).

Zu einem durchaus entsprechenden Resultat führte Versuch 71.

Aus diesen Versuchen ergibt sich, daß 0,01 von der in diesem Versuch verwendeten 10fach konzentrierten 2. Dialysatportion nicht genügt, um die passiv sensibilisierende Antikörperwirkung aufzuheben, während dies mit 0,05 10fach konzentriertem Dialysat fast aber nicht ganz vollständig gelingt. (Geringe Differenz der Reaktionen bei 5 und A.) 0,05 10fach konzentriertes Dialysat (Portion 1 und 2) scheint diejenige Antigenmenge zu sein, die die Prausnitz-Küstnerschen Antikörper in 1 ccm K-Serum gerade noch fast vollständig ihrer passiv sensibilisierenden Wirkung beraubt.

Ich gelange jetzt zur Besprechung derjenigen Versuche, die sich mit der *Beeinflussung des Antigens* im Idiosynkrasiogen-Idiosynkrasieserumgemisch befassen. Ich habe für diese Versuche ebenso wie *Storm van Leeuwen* und *Kremer* Antigenkonzentrationen verwendet, die gerade noch deutlich positive Hautreaktionen verursachen können. Mit größeren Antigenkonzentrationen zu arbeiten, erschien von vornherein unangebracht, da es sich darum handelte, wenn möglich eine Neutralisation des Antigens durch das Idiosynkrasieserum in vitro zu erzielen. Ein Antigenüberschuß mußte nach Möglichkeit vermieden werden, 1. weil es viel schwieriger ist, zwei stark, wenn auch verschieden stark positive Reaktionen zu vergleichen; 2. weil mit einer Vergrößerung der Antigenmenge nicht unbedingt eine entsprechende Zunahme der Intensität der ausgelösten Reaktion parallel gehen muß, und 3. weil es denkbar ist, daß durch einen Überschuß des Antigens die Antigen-Antikörperreaktion in vitro gehemmt werden kann, wie dies z. B. bei der Neutralisation von Toxinen durch Antitoxine der Fall ist (Zonenphänomen). Aus diesen Überlegungen, die ich für die früheren Versuche nicht angestellt habe, ergibt sich ohne weiteres, daß wir uns sehr hüten müssen, aus negativen Resultaten den Schluß zu ziehen, daß eine Neutralisation der Antigenwirkung nicht stattfinden kann, denn es besteht immer die Möglichkeit, daß sie bei andern quantitativen Bedingungen doch noch nachweisbar

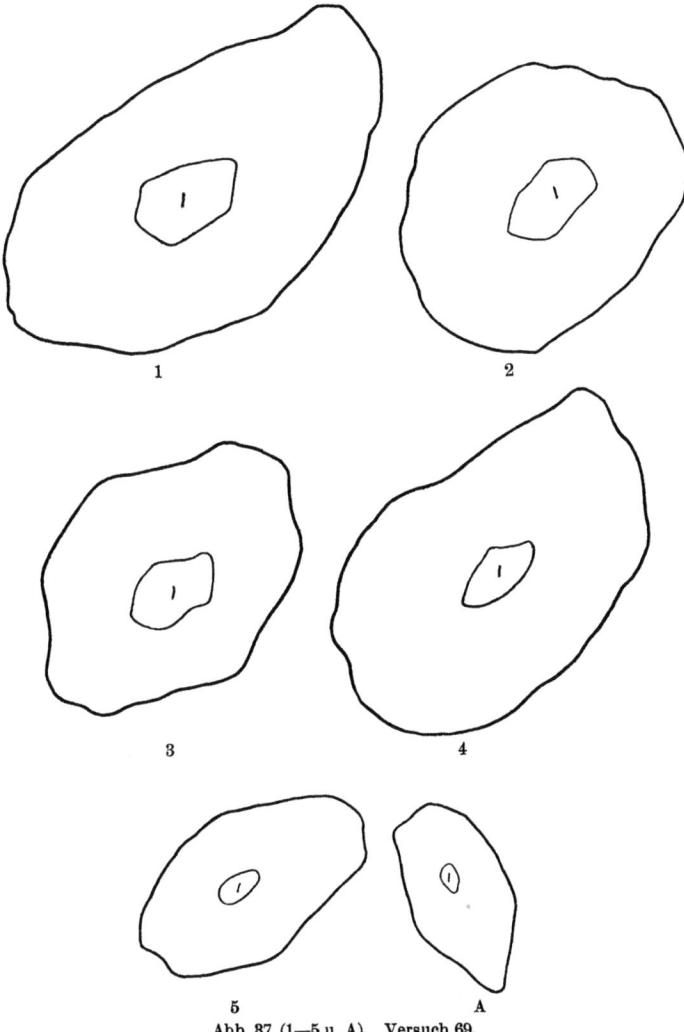

Abb. 87 (1—5 u. A). Versuch 69.

würde. Wir können nun aber die quantitativen Bedingungen nicht beliebig verändern. Wir dürfen mit der Antigenkonzentration nur so weit heruntergehen, daß durch sie noch positive Hautreaktionen ausgelöst werden, und wir können den Antikörpergehalt des Serums nicht erhöhen, solange wir keine Methode kennen beim Serumspender eine verstärkte Antikörperproduktion hervorzurufen oder die Antikörper in vitro zu konzentrieren.

Für die Versuche habe ich das Serum K und das Serum Z verwendet, d. h. die beiden Seren, von denen ich annehmen mußte, daß sie relativ viel Prausnitz-Küstnersche Antikörper enthalten. Wenn dem Prausnitz-Küstnerschen Antikörper, der durch die Antigenwirkung in vitro seine passiv sensibilisierende Wirksamkeit verliert, selbst eine neutralisierende Wirkung für das Antigen zukommt, so mußten diese Seren aus den angeführten Gründen relativ geeignet sein.

Als Testpersonen für diese Versuche, d. h. als Personen, an denen das Antigen-Antikörpergemisch auf seine reaktionsauslösende Wirkung geprüft werden konnte, kamen 2 Kategorien von Personen in Betracht. 1. Solche, die eine starke Überempfindlichkeit gegen Ascariden besitzen, und 2. solche Personen, die zwar primär nicht überempfindlich sind, die sich aber durch intracutane Idiosynkrasieseruminjektionen überemp-

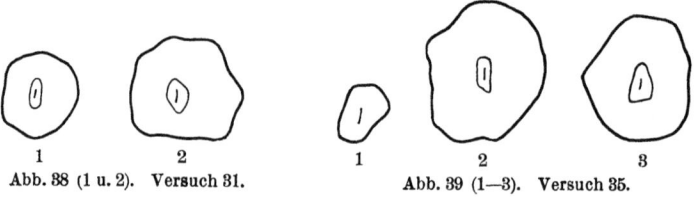

Abb. 88 (1 u. 2). Versuch 31.   Abb. 39 (1—3). Versuch 35.

findlich machen lassen. Bei diesen mußte die Prüfung des Gemisches an den überempfindlich gemachten Hautstellen erfolgen. *Storm van Leeuwen* und *Kremer* haben in ihren Versuchen die Gemische bei der erstgenannten Kategorie von Personen geprüft, meist beim Serumspender selbst, was wir aus äußeren Gründen nie haben tun können. Ferner haben diese beiden Autoren die Prüfung der Gemische immer mit intracutanen Injektionen vorgenommen, während ich sie immer auf Impfstrich appliziert habe. Meine Methode hat den großen Vorteil, daß man bei diesem Applikationsmodus, wie ich in verschiedenen Versuchen feststellen konnte, keine durch das Serum allein bedingte Reaktionen erhält. Ich gebe zuerst die Versuchsprotokolle:

Versuch 31. Bei der primär stark überempfindlichen Patientin B. (s. S. 700) wurden am 11. XII. 1927 folgende Gemische auf Impfstrich appliziert: bei 1: 0,9 Serum K + 0,1 Dialysat (1. Portion); bei 2: 0,9 Kontrollserum G' + 0,1 Dialysat (1. Portion). Die Gemische standen vor der Applikation 24 Stunden bei Zimmertemperatur. Es entstanden folgende Reaktionen (Abb. 38).

Resultat: Es bestand in diesem Versuch ein geringer Unterschied zugunsten des Normalserumgemisches, doch war die Normalserumgemischreaktion an sich so gering, daß wir im folgenden Versuch mit der 10fachen Antigendosis gearbeitet haben.

Versuch 35. Bei der gleichen Patientin B., die in Versuch 31 verwendet wurde, wurden folgende Gemische auf Impfstrich appliziert: bei 1: 0,9 Serum Z + 0,1 Dialysat (1. Portion *10 fach konzentriert*)[1]; bei 2: 0,9 Kontrollserum M + 0,1 Dialysat (1. Portion, 10fach konzentriert); bei 3: Dialysat ohne Serumzusatz *nicht* konzentriert. Die Gemische standen vor der Applikation 24 Stunden bei Zimmertemperatur. Es entstanden folgende Reaktionen (Abb. 39).

Aus den Versuchen ergibt sich, daß 0,9 Z-Serum die urticariogene Wirkung von 0,1 Dialysat (1. Portion) 10fach konzentriert aufgehoben hat. Kontrollserum hatte keinen Einfluß auf die urticariogene Wirkung des Dialysates.

Versuch 35a. Die in Versuch 35 verwendeten Gemische wurden gleichzeitig bei der ebenfalls auf Ascariden stark überempfindlichen Patientin Kü. geprüft. Es entstanden folgende Reaktionen (Abb. 40).

Dieser mit den gleichen Gemischen wie der vorausgehende, angestellte Versuch führte zum gleichen Resultat: Zur Aufhebung der urticariogenen Wirkung des Idiosynkrasiogens.

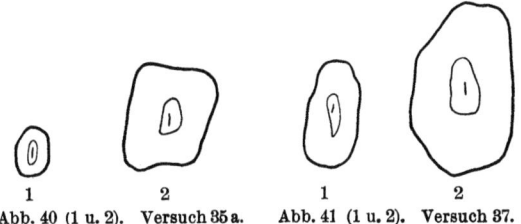

Abb. 40 (1 u. 2). Versuch 35a.   Abb. 41 (1 u. 2). Versuch 37.

Versuch 37 ist eine genaue Wiederholung des Versuches 35a, bei der gleichen Patientin mit gleich, aber neu hergestellten Gemischen (s. Versuch 35); bei 1: Serum Z-Gemisch; bei 2: Kontrollserum M-Gemisch. Es entstanden folgende Reaktionen (Abb. 41).

Das Resultat dieses Versuches entspricht dem der vorausgegangenen, nur war hier die Reaktion an der Z-Serumgemischstelle, wenn sie auch erheblich kleiner war als an der Normalserumgemischstelle, noch deutlich positiv.

In den folgenden Versuchen wurde K-Serum verwendet. Im nächsten Versuch erfolgte die Prüfung des Gemisches bei einer primär nicht empfindlichen Patientin an durch K-Serum überempfindlich gemachten Hautstellen.

Versuch 38. Bei Patient S. (Gonorrhöe) wurde am 21. XII. 1927 intracutan injiziert: bei 1 und 3: K-Serum; bei 2 und 4: Kontrollserum M. Am 22. XII. wurde auf Impfstrich appliziert: bei 1 und 2: 0,9 Kontrollserum M + 0,1 Dialysat (1. Portion), 10fach konzentriert; bei 3 und 4: 0,9 Serum K + 0,1 Dialysat (1. Portion, 10fach konzentriert). Die Gemische standen vor der Applikation 24 Stunden bei Zimmertemperatur. Es entstanden folgende Reaktionen (Abb. 42).

---

[1] Die Konzentrierung des Dialysates erfolgte über Calciumchlorid im Exsiccator. Es fiel bei dieser Prozedur ein amorpher Niederschlag aus.

Auch mit dem Serum K ergibt sich eine Abschwächung des Antigens durch Mischung in vitro. Diese Abschwächung läßt sich an einer passiv sensibilisierten Patientin konstatieren. Der Versuch zeigt, daß die Antigenwirkung bei den verwendeten Mengenverhältnissen im Idiosynkrasieserumgemisch nicht vollständig aufgehoben wird. In den folgenden Versuchen habe ich deswegen die Antigenmenge auf die Hälfte reduziert.

Versuch 38a. Bei der gleichen Patientin wie in Versuch 38 wurde am 22. XII. bei 1 und 2 Serum K intracutan injiziert. Am 23. XII. wurde auf Impfstrich

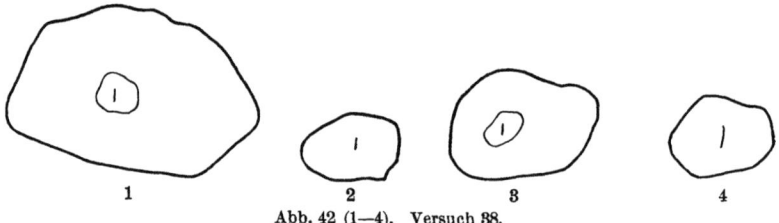

Abb. 42 (1—4). Versuch 38.

appliziert: bei 1: 0,95 Serum K + 0,05 Dialysat (1. Portion, *10fach konzentriert*); bei 2: 0,95 Kontrollserum K—i + 0,05 Dialysat (wie bei 1). Die Gemische standen vor der Applikation 24 Stunden bei Zimmertemperatur. Reaktionen (Abb. 43).

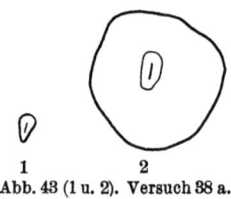

Abb. 43 (1 u. 2). Versuch 38a.

Aus diesem Versuch ergibt sich, daß die urticariogene Wirkung des Dialysates im Idiosynkrasieserumgemisch für die mit K-Serum sensibilisierte Hautstelle der Patientin S. vollständig aufgehoben war, während die gleiche Dialysatmenge im Kontrollserumgemisch eine deutlich positive Reaktion verursachte. Man könnte versucht sein, aus diesem Versuch zu schließen, daß in dem K-Serum-Dialysatgemisch bei den verwendeten Mengenverhältnissen (0,95 K-Serum + 0,05 Dialysat 1. Portion 10fach konzentriert) die urticariogene Wirkung des Dialysates vollständig aufgehoben wird.

Daß dieser Schluß unzutreffend ist, beweist der folgende Versuch:

Versuch 41. Bei der Patientin P. (Gonorrhöe) wurde am 29. XII. 1927 bei 1 und 2 K-Serum intracutan injiziert. Am 30. XII. 1927 wurde auf Impfstrich appliziert: bei 1: 0,95 Serum K + 0,05 Dialysat (1. Portion, 10fach konzentriert); bei 2: 0,95 Kontrollserum K—i + 0,05 Dialysat (1. Portion, 10fach konzentriert). Es entstanden folgende Reaktionen (Abb. 44).

Aus diesem Versuch ergibt sich, daß bei der Patientin P., die sich mit K-Serum so sensibilisieren läßt, daß nach der Applikation sehr geringer Antigenmengen außerordentlich starke Reaktionen entstehen, die Antigenwirkung im K-Serumgemisch nicht aufgehoben erscheint. Es läßt sich nicht einmal eine deutliche Abschwächung der Antigenwirkung im K-Serumgemisch feststellen.

Wir haben den Versuch mit den gleichen Gemischen bei der gleichen Patientin wiederholt, unter Verwendung von chloroformhaltigem Serum K zur Sensibilisierung der Patientin.

Versuch 43. Bei Patientin P. wurde am 30. XII. bei 1 und 2 K-Serum mit 5 proz. Chloroform intracutan injiziert. Am 31. XII. wurden die gleichen Gemische die im vorhergehenden Versuche verwendet worden waren, auf Impfstrich appliziert und zwar bei 1: das K-Serumgemisch, bei 2: das Kontrollserumgemisch. Es entstanden folgende Reaktionen (Abb. 45).

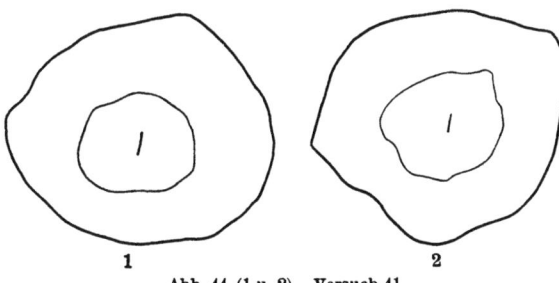

Abb. 44 (1 u. 2). Versuch 41.

Im Gegensatz zum vorhergehenden Versuch erwies sich dieses Mal das gleiche K-Serumgemisch als neutralisiert. Ein Vergleich der durch das Kontrollserumgemisch in den beiden Versuchen hervorgerufenen Reaktionen zeigt, daß die in Versuch 41 entstandene Reaktion sehr viel intensiver war als die im Versuch 43. Das zur Sensibilisierung injizierte K-Serum hat also im Versuch 41 zu einer viel stärkeren Sensibilisierung geführt als das im Versuch 43 injizierte, was sicher auf den Chloroformgehalt des im 2. Versuch benutzten K-Serums zurückzuführen ist. (Das in den beiden Versuchen verwendete K-Serum stammte von

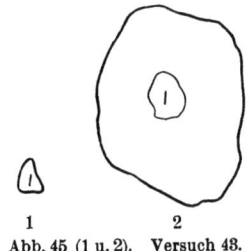

Abb. 45 (1 u. 2). Versuch 43.

der gleichen Blutabnahme und stand ebenso wie das im 1. Versuch verwendete 3 Wochen im Eisschrank.)

Es ist, wie mir scheint, die Tatsache, daß wir im Versuch 41 keine deutliche Neutralisation nachweisen konnten, während dies mit den gleichen Gemischen im Versuch 43 besonders schön gelang, zweifellos darauf zurückzuführen, daß im Versuch 41 die Hautstelle, an der das Gemisch geprüft wurde, stärker sensibilisiert war als im Versuch 43.

Genau gleich hergestellte K-Serum- und K—i-Kontrollserumgemische wurden nun in den folgenden 4 Versuchen geprüft:

Versuch 44. Bei Patient Sch. (Gonorrhöe) wurde am 30. XII. bei 1 und 2 chloroformhaltiges K-Serum injiziert. Am 31. XII. erfolgte bei 1: Applikation von K-Serumgemisch; bei 2: Applikation von K—i-Kontrollserumgemisch auf Impfstrich. Es entstanden folgende Reaktionen (Abb. 46).

Versuch 51. Bei Patient Z. (Gonorrhöe) erfolgte am 8. I. 1928 bei 1, 2, 3 und 4 intracutan K-Seruminjektion. Am 9. I. 1928 erfolgte bei 1 und 3 Applikation von Kontrollserumgemisch; bei 2 und 4 Applikation von K-Serumgemisch auf Impfstrich. Es entstanden folgende Reaktionen (Abb. 47).

Versuch 52. Bei Patient E. (Gonorrhöe) wurden bei genau gleicher Versuchsanordnung wie in Versuch 51 folgende Reaktionen beobachtet (Abb. 48).

Versuch 53. Bei Patient C. (Ekzem), der primär stark auf Ascariden reagierte, bewirkten K-Serum bei 1- und K—i-Kontrollserumgemisch bei 2 auf Impfstrich appliziert, folgende Reaktionen (Abb. 49).

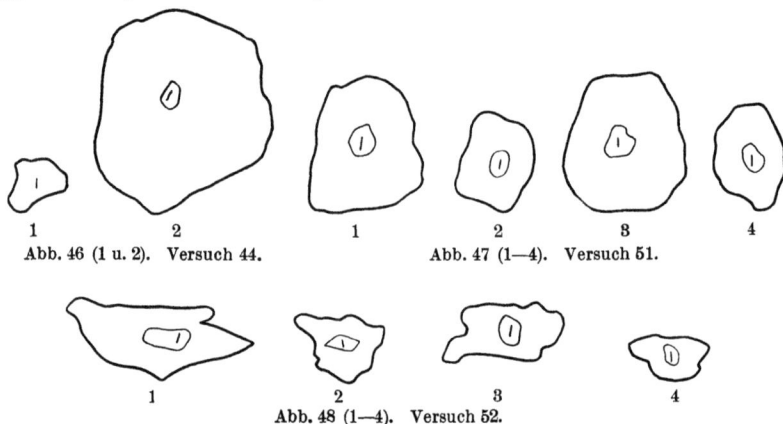

Abb. 46 (1 u. 2). Versuch 44.   Abb. 47 (1—4). Versuch 51.

Abb. 48 (1—4). Versuch 52.

Aus den Versuchen ergibt sich, daß eine neutralisierende Wirkung des K-Serums auf das Dialysat zweifellos besteht. Dieselbe läßt sich bei primär Empfindlichen und an nach *Prausnitz-Küstner* passiv empfindlich gemachten Hautstellen nachweisen.

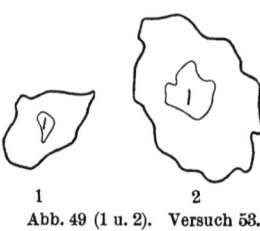

1   2
Abb. 49 (1 u. 2). Versuch 53.

Die Neutralisierung ist nicht immer gleich deutlich. Es bestehen augenscheinlich für den Nachweis gewisse optimale Bedingungen; die Empfindlichkeit muß gerade so groß sein, daß das Kontrollserumgemisch noch eine deutlich bis stark positive Reaktion bewirkt, während das Idiosynkrasieserumgemisch keine oder nur noch eine schwach positive Reaktion verursacht.

Ist die Empfindlichkeit zu gering, so daß auch das Kontrollserumgemisch nur noch eine schwache Reaktion auslöst, so ist der Vergleich mit der Idiosynkrasieserumgemischreaktion, die unter Umständen schon infolge des Traumas ebenfalls schwach positiv ausfallen kann, sehr erschwert. Ist die Empfindlichkeit zu groß, wie in Versuch 41, so löst auch das Idiosynkrasieserumgemisch eine positive Reaktion aus.

Der nächste Versuch wurde angelegt, um festzustellen, ob das Idiosynkrasieserum-Dialysatgemisch auch nach 1stündiger Erwärmung auf 56° „neutral" ist.

Versuch 38b. Bei Patient S. (Gonorrhöe) wurde am 23. XII. injiziert: bei 1 und 2: Serum K. Am 24. XII. wurde auf Impfstrich appliziert bei 1 und A (unvorbehandelte Stelle) 0,95 K-Serum + 0,05 Dialysat (1. Portion, 10fach konzentriert); bei 2 und B (unvorbehandelte Stelle): 0,95 K-Serum + 0,05 Dialysat (1. Portion, 10fach konzentriert). Die Gemische wurden vor der Applikation 1 Stunde auf 56° erwärmt; bei C (unvorbehandelte Stelle) wurde nur 1 Impfstrich angelegt. Es entstanden folgende Reaktionen (Abb. 50).

Aus dem Versuch ergibt sich 1., daß trotz einer 1stündigen Erwärmung auf 56° das Idiosynkrasieserumgemisch „neutral" bleibt; 2. daß weder das Idiosynkrasieserum- noch das Kontrollserumgemisch an nicht empfindlichen Hautstellen Reaktionen auslöst, die stärker

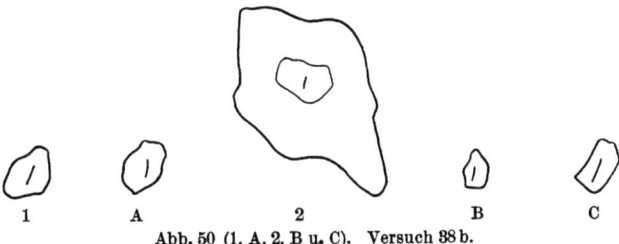

Abb. 50 (1, A, 2, B u. C). Versuch 38b.

wären als die rein traumatische Reaktion des Impfstriches. (Die 2. Feststellung wurde bei einer andern nicht empfindlichen Patientin mit gleich aber neu hergestellten Gemischen nachgeprüft und bestätigt.)

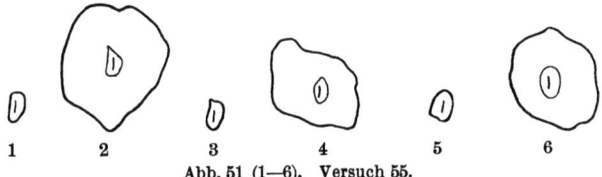

Abb. 51 (1—6). Versuch 55.

In den folgenden Versuchen wurden die genau wie in den vorausgegangenen Versuchen hergestellten Gemische nach 72stündigem Stehen geprüft, 1. ohne daß vor der Prüfung etwas mit ihnen vorgenommen worden wäre und 2. nachdem sie 48 Stunden vor der Prüfung ausgesäuert worden waren, und 3., nachdem sie vor der Prüfung erwärmt worden waren.

Versuch 55. Am 11. I. 1928 wurde bei Patient B. (Ulcus cruris), die auf Ascariden stark empfindlich ist, auf Impfstrich appliziert: bei 1: 0,95 K-Serum + 0,05 Dialysat (1. Portion, 10fach konzentriert); bei 2: 0,95 K—i-Kontrollserum + 0,05 Dialysat (1. Portion, 10fach konzentriert). Die beiden Gemische standen 72 Stunden bei Zimmertemperatur; bei 3 wurde das gleiche Gemisch wie bei 1, bei 4 das gleiche Gemisch wie bei 2 appliziert, nur hatte ich 48 Stunden vor der Prüfung je 0,004 KH_2PO_4 zugesetzt. Die Gemische reagierten auf Lackmus deutlich sauer. Bei 5 und 6 wurden die gleichen Gemische wie bei 1 bzw. 2 appliziert, nur waren sie vor der Applikation 6 Stunden auf 56° erwärmt worden. Es entstanden folgende Reaktionen (Abb. 51).

Die Gemische wurden mit genau entsprechendem Resultat in Versuch 54 bei Patient C. (Ekzem) geprüft.

Aus dem Versuch ergibt sich 1. eine weitere Bestätigung der neutralisierenden Wirkung des K-Serums, 2. ist die Neutralisation durch dieses Serum auch dann nachweisbar, wenn das Gemisch angesäuert wird und 3. tritt die urticariogene Dialysatwirkung ebenso wie nach 1stündiger (s. Versuch 38b) auch nach 6stündiger Erwärmung des Gemisches auf 56° nicht wieder auf.

Im folgenden Versuch sollte die Frage entschieden werden, ob die Neutralisation im Idiosynkrasieserumgemisch schon nach 1stündigem Stehen bei Zimmertemperatur erfolgt ist.

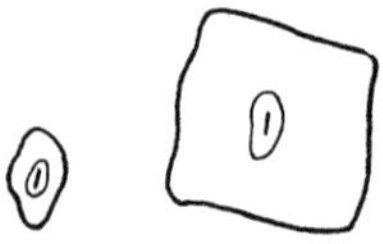

Versuch 56. Bei Patient S. (Ekzem) wurde auf Impfstrich appliziert: bei 1: 0,95 K-Serum + 0,05 Dialysat (1. Portion, 10fach konzentriert); bei 2: 0,95 K—i-Kontrollserum + 0,05 Dialysat (1. Portion, 10fach konzentriert). Die Gemische standen 1 Stunde bei Zimmertemperatur. Es entstanden folgende Reaktionen (Abb. 52).

Abb. 52 (1 u. 2). Versuch 56.

Aus dem Versuch ergibt sich, daß schon nach 1stündigem Stehen bei Zimmertemperatur die urticariogene Wirkung des Dialysates aufgehoben wird.

Die nächsten Versuche wurden angelegt, um festzustellen, ob erwärmtes Idiosynkrasieserum noch neutralisiert.

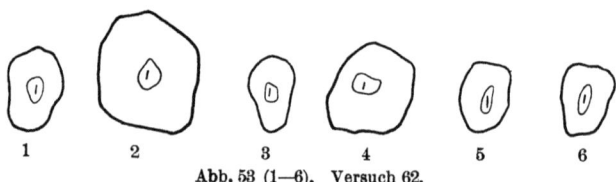

Abb. 53 (1—6). Versuch 62.

Versuch 62. Bei Patient S. (Ekzem) wurde durch Applikation auf Impfstrich geprüft: bei 1 und 3: 6 Stunden auf 56° erwärmtes K-Serum + 0,05 Dialysat (1. Portion, 10fach konzentriert); bei 2 und 4: 6 Stunden auf 56° erwärmtes K—i-Kontrollserum + 0,05 Dialysat (1. Portion, 10fach konzentriert); bei 5: 6 Stunden erwärmtes K-Serum ohne Zusatz; bei 6: 6 Stunden erwärmtes K—i-Kontrollserum ohne Zusatz. Die Gemische standen 24 Stunden bei Zimmertemperatur. Es entstanden folgende Reaktionen (Abb. 53).

Versuch 65. Bei Patient S. (Ekzem) wurde am 18. I. durch Applikation auf Impfstrich geprüft: bei 1: 0,95 K-Serum 24 Stunden auf 56° erwärmt + 0,05 Dialysat (1. Portion, 10fach konzentriert); bei 2: 0,95 K—i-Kontrollserum 24 Stunden auf 56 Grad erwärmt + 0,05 Dialysat (1. Portion, 10fach konzentriert); bei 3 wurde nur 1 Impfstrich angelegt. Die Gemische standen 24 Stunden bei Zimmertemperatur. Es entstanden folgende Reaktionen (Abb. 54).

Resultat: Aus den beiden letzten Versuchen ergibt sich die Tatsache, daß das Idiosynkrasieserum die Dialysatwirkung im Gemisch auch dann noch „aufhebt", wenn es vor der Mischung 6 oder 24 Stunden auf 56° erwärmt wurde.

Im letzten hier anzuführenden Versuch habe ich unter Verwendung eines primär besonders stark empfindlichen Patienten als Testobjekt versucht, festzustellen, welche Dialysatmenge vom K-Serum vollständig neutralisiert wurde. Für diesen Versuch wurden die gleichen Gemische

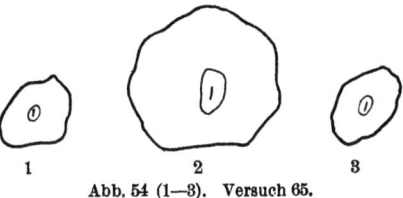

Abb. 54 (1—3). Versuch 65.

verwendet wie in Versuch 69 und 71, in denen diejenige Menge Dialysat bestimmt wurde, die die Prausnitz-Küstnerschen Antikörper gerade noch neutralisiert.

Versuch 68. Bei Patient G. (der auf Vollantigenapplikation eine universelle Urticaria bekam, s. S. 695) wurde auf Impfstrich appliziert: bei 1 und 2: nichts; bei 3: 1,0 K-Serum + 0,01 Dialysat (2. Portion); bei 4: 1,0-K—i-Kontrollserum + 0,01 Dialysat (2. Portion); bei 5: 1,0 K-Serum + 0,06 Dialysat (2. Portion); bei 6: 1,0 K—i-Kontrollserum + 0,06 Dialysat (2. Portion); bei 7: 1,0 K-Serum + 0,01 Dialysat (2. Portion, 10fach konzentriert); bei 8: 1,0 K—i-Kontrollserum + 0,01 Dialysat (2. Portion, 10fach konzentriert); bei 9: 1,0 K-Serum + 0,05 Dialysat (2. Portion, 10fach konzentriert); bei 10: 1,0 K—i-Kontrollserum + 0,05 Dialysat (2. Portion, 10fach konzentriert) (Abb. 55).

Resultat: Eine neutralisierende Wirkung des K-Serums war schon in dem 0,05 10fach konzentrierten Dialysat enthaltenden Gemisch deutlich. Vollständig war die Neutralisation aber erst in dem K-Serumgemisch, das nur 0,06 Dialysat (nicht konzentriert) enthielt.

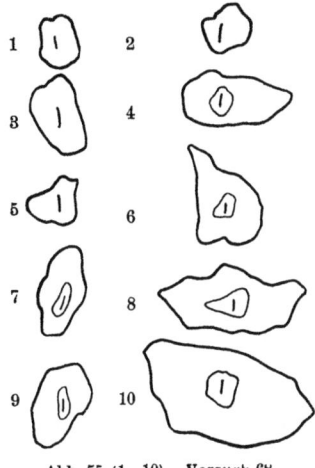

Abb. 55 (1—10). Versuch 68.

Wenn wir die im vorstehenden wiedergegebenen Versuchsprotokolle zusammenfassend betrachten, so ergibt sich als erste Feststellung folgendes:

Die zuerst von *Coca* und seinen Mitarbeitern und dann durch unsere eigenen Versuche bei verschiedenen Idiosynkrasieformen gefundene Tatsache, daß der Prausnitz-Küstnersche Antikörper in vitro mit Antigen gemischt, seine sensibilisierende Wirkung verliert, konnte auch für den Prausnitz-Küstnerschen Antikörper der Ascaridenidiosynkrasie festgestellt werden. Das Phänomen der Aufhebung der Antikörperwirkung durch Antigen in vitro wurde mit verschiedenen Antigenmengen geprüft, und es konnte ein ungefährer Grenzwert festgestellt werden, bei dem gerade Aufhebung der Antikörper Wirkung erfolgte.

Als zweiter Hauptbefund ist folgender zu erwähnen: Die von *Storm van Leeuwen* und *Kremer* bei anderen Idiosynkrasieformen beobachtete spezifische Hemmung der Antigenwirkung durch Mischung mit Idiosynkrasieserum in vitro ließ sich für die Ascaridenidiosynkrasie vollständig bestätigen. Voraussetzung für das Gelingen dieses Nachweises war die Berücksichtigung der eingangs besprochenen quantitativen Überlegungen und die Prüfung der Gemische an genügend aber nicht zu empfindlichen Hautstellen. Der Nachweis der neutralisierenden Wirkung des Idiosynkrasieserums gelang bei Prüfung der Gemische an primär überempfindlichen (wie bei *Storm van Leeuwen* und *Kremer*) und bei passiv durch Idiosynkrasieseruminjektionen sensibilisierten Personen. Auch bei diesen Versuchen wurde mit verschiedenen Antigenmengen gearbeitet und versucht, einen Grenzwert zu ermitteln, nämlich diejenige Antigenmenge festzustellen, die bei einer primär sehr stark empfindlichen Testperson anscheinend vollständig neutralisiert wird.

Aus diesen Feststellungen ergibt sich eine theoretisch sehr interessante Frage, nämlich die, ob der Prausnitz-Küstnersche Antikörper und der neutralisierende Antikörper identisch sind, oder ob hier zwei verschiedene Antikörper vorliegen, eine Frage, die sich schon *Storm van Leeuwen* und *Kremer* vorgelegt haben, ohne zu einer Entscheidung zu kommen. Es ist hier in erster Linie zu erwähnen, daß nach den Feststellungen dieser Autoren meist übertragende und neutralisierende Wirkung des Serums zusammen vorkommen. Dort wo das in ihren Versuchen nicht der Fall war, war es die neutralisierende Wirkung, die nicht nachweisbar war, was nach den eingangs auseinandergesetzten Überlegungen und nach den mitgeteilten Versuchsprotokollen nicht beweist, daß der neutralisierende Antikörper fehlte, sondern sehr gut auf die Mengenverhältnisse und auf die Empfindlichkeit des Testobjektes zurückgeführt werden kann. Bei den beiden von mir geprüften Seren waren übertragende und neutralisierende Fähigkeit vorhanden. Weiter ist in diesem Zusammenhang darauf hinzuweisen, worauf *Storm van Leeuwen* und *Kremer* noch nicht aufmerksam gemacht haben, daß bei der Mischung von Antigen und Idiosynkrasieserum nicht nur das Antigen verändert wird, sondern daß gleichzeitig der Antikörper seine sensibilisierende Fähigkeit im Gemisch verliert. Wenn wir annehmen, daß 2 Antikörper vorhanden sind, ein nach *Prausnitz-Küstner* übertragender (a) und ein neutralisierender (Antiallergen *Storm van Leeuwen* und *Kremer*) (b), so gelangen wir zu einer sehr komplizierten Auffassung. Es müßte dann ein Teil des Antigens durch b neutralisiert werden, ein anderer Teil des Antigens aber unter Beibehaltung seiner Antigeneigenschaft (sonst wäre a ja auch neutralisierend und wir hätten dann 2 neutralisierende Antikörper) a unwirksam machen. Es ist sicherlich zuzugeben, daß diese Vorstellung möglich ist; andererseits scheint es mir aber sehr gesucht zu sein, 2 Antikörper im gleichen Serum anzunehmen, die mit der gleichen antigenen Substanz in Reaktion treten, wobei durch den einen Antikörper das Antigen neutralisiert wird, während der andere selber bei der Verbindung mit dem Antigen verändert würde, ohne daß die Antigenwirkung beeinträchtigt wird. Viel einfacher und näherliegend wäre die Vorstellung, daß nur ein Antikörper vorhanden ist, der das Antigen neutralisiert und dadurch seine sensibilisierende Eigenschaft einbüßt. Es fragt sich, ob aus den bisher angestellten Versuchen Tatsachen hervorgehen, die dazu zwingen, zu der komplizierten und viel weniger einleuchtenden Annahme zweier Antikörper überzugehen.

Eine der mitgeteilten Tatsachen scheint zunächst mit der Annahme von nur einem Antikörper nicht vereinbar zu sein, nämlich das Verhalten der passiv sensibilisierenden und der neutralisierenden Wirkung des Idiosynkrasieserums bei höheren Temperaturen. Während nämlich die passiv sensibilisierende Wirkung des Idiosynkrasieserums schon bei 1 stündigem Erwärmen auf 56° stark abgeschwächt wird und bei 6 stündiger Erwärmung auf die gleiche Temperatur erloschen ist, neutralisiert das Serum auch nach 24 stündiger Erwärmung auf 56°. Aber auch diese Feststellung scheint mir doch nicht ganz unvereinbar mit der Annahme nur eines Antikörpers. Dem Prausnitz-Küstnerschen Antikörper müssen wir, ganz abgesehen von der Neutralisationswirkung, 2 Eigenschaften zusprechen, 1. die Eigenschaft, die Zelle einer unempfindlichen Person zu sensibilisieren und 2. die Eigenschaft, mit dem Antigen in Reaktion zu treten. Ich stelle mir, ganz ähnlich wie z. B. *Doerr* rein theoretisch vor, daß bei der Sensibilisierung im Prausnitz-Küstnerschen Versuch die Antikörper unter Beibehaltung ihrer Fähigkeit mit dem Antigen zu reagieren, sich irgend wie an den Zellen fixieren. Auf eine Antigenapplikation an einer mit Antikörper vorbehandelten Stelle tritt dann eine Reaktion zwischen Antigen und „fixiertem" Antikörper ein, und diese Antigen-Antikörperreaktion an der Zelle bewirkt die Hautreaktion. Mischen wir Antigen und Antikörper in vitro, so findet ebenfalls die Reaktion zwischen Antigen und Antikörper statt. Ob dann der Antikörper noch die Eigenschaft besitzt, sich an der Zelle zu fixieren, ist nicht zu entscheiden, auf jeden Fall kann es zu keiner Reaktion mehr kommen, da der Antikörper, der schon in vitro mit dem Antigen „abgesättigt" ist, nicht mehr, selbst nach einer allfälligen Zellfixation, mit Antigen reagieren kann. Es ist dies natürlich nur eine Vorstellung, eine relativ einfache Arbeitshypothese, die, soweit ich sehe, mit den bisher gefundenen Tatsachen in Übereinstimmung steht. Auch die Befunde bei Erwärmung des Idiosynkrasieserums schließen eine solche Vorstellung nicht aus, wir müssen nur annehmen, daß die sensibilisierende Fähigkeit des Antikörpers leichter durch Wärme zerstört wird als seine neutralisierende Fähigkeit, d. h. seine Fähigkeit, mit dem Antigen zu reagieren.

Es erhebt sich nun die Frage, ob die Annahme nur eines Antikörpers mit den festgestellten quantitativen Bedingungen übereinstimmt. Man könnte auch hier wieder aus den angeführten Versuchsprotokollen den Schluß ziehen, daß dies nicht der Fall ist; wir haben feststellen können, daß 0,05 Dialysat und sogar 0,01 des 10fach konzentrierten Dialysates durch 0,95—1,0 Idiosynkrasieserum nicht vollständig neutralisiert wird. Wir haben ferner festgestellt, daß die geringste Menge (10fach konzentriertes Dialysat), die 1 ccm Idiosynkrasieserum seiner sensibilisierenden Wirkung beraubt, ungefähr 0,05 beträgt. Auch dieses Faktum scheint der Annahme nur eines Antikörpers zu widersprechen, denn man könnte a priori postulieren, daß die Reaktion zwischen Antigen und Antikörper so weit gehen muß, bis der eine oder andere oder beide Bestandteile aus der Lösung verschwunden sind und unsere Versuche zeigen, daß nebeneinander noch Antigen und Prausnitz-Küstnersche Antikörper vorhanden sind. Es ist aber eine bekannte Tatsache, daß z. B. bei der Neutralisation einer schwachen Base mit einer schwachen Säure die Reaktion ebenfalls nicht so weit geht, bis Säure und Base aus der Lösung verschwunden sind, sondern es bleibt nach dem Massenwirkungsgesetz immer neben dem Neutralsalz noch eine bestimmte Menge Säure und Base in der Lösung. *Arrhenius* und *Madsen* haben bei der Toxin-Antitoxinreaktion schon die Analogie zu dem Beispiel der Neutralisation von schwachen Säuren und Basen gezogen, und wenn wir das gleiche für unsere Antigen-Antikörperreaktion tun, dann kommen wir mit der Annahme *eines* Antikörpers aus und können sehr wohl verstehen, daß wir in einem Gemische nebeneinander noch freies Antigen und freien Antikörper feststellen können. Es scheint mir, daß durch Heranziehung der von *Arrhenius* und *Madsen* zum erstenmal in der Immunitätslehre gemachten Überlegungen sich auch noch eine Frage beantworten ließe, welche *Storm van Leeuwen* und *Kremer* aufgeworfen haben: nämlich die, wie sich das Vorkommen „von hindernden Substanzen im Blut" mit der Überempfindlichkeit in Einklang bringen läßt. Die Tatsache eines ähnlichen Reaktionsmechanismus wie bei der Mischung von schwacher Säure und Base macht das durchaus begreiflich. Es sind immer, wenn auch nur minimalste Mengen freien Antigens vorhanden, die an empfindlichen Stellen abgefangen werden müssen und dann nach dem Massenwirkungsgesetz stets wieder aus der neutralen Antigen-Antikörperverbindung entstehen. Vom teleologischen Standpunkte aus wäre die neutralisierende Antikörperwirkung nur in dem Sinne zu verstehen, daß das Antigen nicht plötzlich dem überempfindlichen Organe zugeführt wird, sondern allmählich, wodurch sich die Gefahr für das Individuum verringern würde. Die hier angeführten Überlegungen, die sich aus unsern Versuchsresultaten ergeben, sind natürlich rein hypothetischer Natur; es lohnt sich aber wohl doch, sie zur Grundlage weiterer Untersuchungen zu machen, die uns vielleicht mehr Einblick in das Wesen der Antigen-Antikörperreaktion bei der Idiosynkrasie geben.

Auf dem Umwege über die Vorstellungen von *Arrhenius* und *Madsen* sind wir dazu gelangt, Analogien zu suchen zwischen der Antigen-Antikörperreaktion bei der Idiosynkrasie und den Toxin-Antitoxinreaktionen. Es ist selbstverständlich, daß man nach Feststellung der neutralisierenden Wirkung des Idiosynkrasieserums an die Toxin-Antitoxinreaktionen denkt und sich überlegt, ob es sich bei der Idiosynkrasie nicht um einen sehr nahe verwandten Mechanismus handeln könnte, oder ob nicht sogar ein identischer Mechanismus vorliegt, und nur sekundäre, vielleicht quantitative Momente die Differenzen erklären. Die Tatsache, daß sich mit Toxinen leicht eine Immunität erzeugen läßt, während das mit Idiosynkrasiogenen nicht oder schwer gelingt, kann auf einem rein quantitativen Unterschied in der Antikörperbildung beruhen; ebenso die Tatsache, daß Toxine bei allen Menschen primär toxisch sind, die Idiosynkrasiogene nur für die Minderzahl. (Darum kann nur bei den Idiosynkrasiogenen die sensibilisierende Wirkung der Antikörper nachgewiesen werden.) Die Ascaridenüberempfindlichkeit würde hier eine Brücke darstellen, denn hier sind nicht wie bei den Toxinen alle Menschen und nicht wie bei den Idiosynkrasien (s. str.) die Minderzahl der Menschen empfindlich, sondern nach unseren Untersuchungen ca. 80%.

Des ferneren muß hier auch die Primelidiosynkrasie erwähnt werden, bei welcher *Bloch* und *Steiner* nachweisen konnten, daß sich alle Menschen zu Primelidiosynkrasikern machen lassen.

Es dürfte sich lohnen, diesen Problemen in weiteren Untersuchungen nachzugehen. Ein Weg, das zu tun, sind Untersuchungen am „neutralisierten" Gemisch, speziell Versuche, die neutrale Verbindung, wie das bei den Toxin-Antitoxingemischen geschehen ist, wieder zu trennen. Ich habe das mit Wärme und Ansäuren bisher mit negativem Resultat versucht. Diese Versuche wird man weiter ausbauen und noch zahlreiche in anderen Richtungen anstellen müssen, bis man einer Lösung des hier aufgeworfenen Fragenkomplexes näher kommen wird.

Die im vorstehenden mitgeteilten Untersuchungen beziehen sich nur auf eine Form der Überempfindlichkeit, die Ascaridenidiosynkrasie. Trotz der relativ großen Zahl von Versuchen kann man in keiner Weise behaupten, daß diese Idiosynkrasieform nun wirklich durchuntersucht wäre, überall finden sich Versuche, die noch weiter ausgedehnt werden sollten, und überall erheben sich Fragen, die noch nicht beantwortet sind. Trotzdem glaube ich für die Ascaridenidiosynkrasie eine Anzahl von Befunden erhoben zu haben, die für diese Form der Idiosynkrasie wichtig sind und die eine gewisse Bedeutung auch für andere besitzen, wenn gleich die bei der einen Form erhobenen Resultate nicht ohne weiteres auf andere Formen übertragen werden dürfen.

Wenn ein Teil der Allergielehre, der für die Praxis und speziell für die Dermatologie besonders wichtig ist, in den letzten Jahren erhebliche Fortschritte gemacht hat, so verdankt er das in erster Linie der Feststellung spezifischer Substanzen im Serum, wie sie sich in besonders schöner Weise durch die von *Prausnitz* und *Küstner* angegebene Versuchsanordnung nachweisen lassen und die in neuester Zeit auch nach einer von *Storm van Leeuwen* und *Kremer* gefundenen Methodik festgestellt werden können. Um aus dem Befund solcher spezifisch auf das Antigen abgestimmter Substanzen für die Allergielehre möglichst großen Nutzen zu ziehen, müssen 2 Wege beschritten werden. Der eine Weg ist der bei möglichst vielen verschiedenen Krankheitsformen nach solchen Substanzen zu suchen, der andere ist der bei einzelnen Idiosynkrasieformen diese Substanzen und die Art ihrer Reaktion mit dem Antigen möglichst weitgehend aufzuklären. Diese Arbeit sollte speziell in der zuletzt erwähnten Richtung einen Beitrag liefern.

Zusammenfassung der Ergebnisse.

I. Wirkung des Antigens beim Menschen.

A. Klinisches.

Entsprechend den Mitteilungen in der Literatur wurden Fälle beobachtet, bei denen Asthma, heuschnupfenartige Symptome oder Urticaria durch den Kontakt mit Ascaridenantigen ausgelöst wurden. Die Fälle zeigen, daß außerordentlich geringe Antigenmengen Symptome auslösen können, und daß man bei Auftreten der erwähnten Krankheitserscheinungen nicht nur an Ascarideninfektion denken muß, sondern speziell beim Asthma auch an Ascariden in der Außenwelt (z. B. Schlachthof).

B. Experimentelles.

1. Auf Applikation von Ascaridenantigen auf Impfstrich reagieren 80% der Menschen zwischen 2—40 Jahren *urticariell* (*Sofortreaktion*), während *Kinder unter einem Jahr* immer *negativ* reagieren. Bei älteren Personen sind positive Reaktionen anscheinend etwas seltener als bei jüngeren. Ein sicherer Zusammenhang zwischen positiver Hautreaktion und Ascarideninfektion konnte nicht nachgewiesen werden. Vorausgegangene Ascarideninfektion schließt negative Hautreaktion nicht aus.

2. Applikation von Ascaridenantigen für 24 Stunden auf unlädierte Haut (Ekzemproben) führt nicht zu *ekzematöser* Reaktion. Mit Ausnahme eines Falles, bei dem an der Applikationsstelle eine *urticarielle* Reaktion entstanden war, waren die Reaktionen negativ.

II. Eigenschaften des Antigens.

Das Antigen ist koktostabil, läßt sich mit Wasserdampf nicht destillieren, wird aber durch Kochen mit 10% Salzsäure seiner Wirkung beraubt. Nach $^1/_2$% Phenolzusatz ist es wirksam, ebenso nach längerer Autolyse. Das Antigen erwies sich in unseren Versuchen als resistent gegen peptische und tryptische Verdauung. *Das Antigen ist dialysabel.* (*Kein Eiweißkörper!*)

III. Antikörper.

1. In den Seren von Patienten mit hochgradiger Empfindlichkeit gegen Ascariden finden sich *keine Präzipitine*.

2. Mit 5 Seren von Patienten mit hochgradiger Ascaridenempfindlichkeit gelang der Prausnitz-Küstnersche Versuch bei zahlreichen Testpersonen (*positiver Nachweis Prausnitz-Küstnerscher Antikörper*).

3. Der Nachweis Prausnitz-Küstnerscher Antikörper gelang bei 2 Seren auch durch Antigenapplikation an entfernter Stelle, d. h. es entwickelte sich an der Idiosynkrasieserumstelle auch dann eine urticarielle Reaktion, wenn das Antigen weit von dieser Stelle auf Impfstrich appliziert wurde (*positive ,Fernauslösung' mit sehr geringen, nur auf Impfstrich applizierten Antigenmengen*).

4. Der Prausnitz-Küstnersche Antikörper sensibilisierte die Testpersonen sowohl gegen Antigen von Ascaris megalocephala (Pferd) wie gegen Ascaris lumbricoides (Mensch).

5. Der Prausnitz-Küstnersche Versuch gelingt auch bei Verwendung von Citratblut statt Serum.

6. Prausnitz-Küstnersche Antikörper enthaltendes Serum konnte ohne merkliche Veränderung seiner Wirkung wochenlang bei Eisschranktemperatur aufbewahrt werden.

7. Die Wirkung des Prausnitz-Küstnerschen Antikörpers wird durch $^1/_2$% Phenol oder 5% Chloroformzusatz (wenn letzteres im Vakuum wieder entfernt wird) nicht beeinträchtigt.

8. 1stündige *Erwärmung* auf 56° vermindert die übertragende Wirkung des Serums im Prausnitz-Küstnerschen Versuch, ohne sie vollständig aufzuheben, während das durch 6stündige Erwärmung vollständig geschieht. (Die Injektion eines 6 Stunden auf 56° erwärmten Idiosynkrasieserums bei einem auf Ascariden empfindlichen Patienten führt ebenso wie die Injektion eines entsprechend behandelten Normalserums zu einer Abschwächung der urticariellen Reaktion auf 24 Stunden später appliziertes Antigen.)

9. Es ist bisher nicht gelungen, den Prausnitz-Küstnerschen Antikörper im Dialysat nachzuweisen.

10. Der Prausnitz-Küstnersche Antikörper erwies sich als weitgehend resistent gegen peptische und tryptische Verdauung.

11. Diejenige Serumportion, die während des Bestehens einer durch Ascaridenantigenapplikation auf Impfstrich ausgelösten allgemeinen Urticaria gewonnen wurde, verhielt sich im Prausnitz-Küstnerschen Versuch gleich wie die nach Abklingen des Exanthems gewonnene Serumportion.

IV. Antigen-Antikörperreaktion in vitro.

1. Durch Mischung von Idiosynkrasieserum und Antigen (Dialysat) in vitro verliert das Idiosynkrasieserum im Prausnitz-Küstnerschen Versuch seine sensibilisierende Wirkung (*Aufhebung der Antikörperwirkung durch Antigen*).

2. Durch Mischung von Idiosynkrasieserum und Antigen (Dialysat) in vitro wird unter Innehaltung quantitativer Bedingungen eine Aufhebung bzw. Abschwächung der Antigenwirkung erzielt (*Aufhebung der Antigenwirkung durch Antikörper. Neutralisationsphänomen*).

3. Das Neutralisationsphänomen kann an primär empfindlichen und an durch Prausnitz-Küstnersche Antikörper empfindlich gemachten Hautstellen festgestellt werden, vorausgesetzt, daß die Empfindlichkeit der Teststelle keine zu geringe und keine zu große ist.

4. Das Antigen-Idiosynkrasieserumgemisch erwies sich bei auf Ascariden nicht empfindlichen als unwirksam, es entsteht also keine primär toxische, dem Anaphylatoxin entsprechende Substanz.

5. Die Neutralisation ist auch nach nur 1 stündigem Stehen bei Zimmertemperatur nachweisbar.

6. Erwärmung des Gemisches während 6 Stunden auf 56° oder Ansäuern desselben hebt die Neutralisation nicht auf.

7. Erwärmung des Idiosynkrasieserums auf 56° während 24 Stunden verhindert die Neutralisation nicht.

8. Im gleichen Antigen-Idiosynkrasieserumgemisch kann neben nicht neutralisiertem Antigen noch wirksamer Prausnitz-Küstnerscher Antikörper nachgewiesen werden. Bei Annahme, daß der Prausnitz-Küstnersche Antikörper und der neutralisierende Antikörper identisch sind (was sehr wahrscheinlich ist), würde das beweisen, daß die Antigen-Antikörperreaktion keine vollständige ist, sondern daß (vielleicht entsprechend dem Massenwirkungsgesetz) neben der „neutralen" Verbindung immer noch beide Ausgangsbestandteile in Lösung sind.

Literatur.

Arrhenius und *Madsen*, Immuno-chemistry. Macmillan 1907; zit. nach *Wells:* Die chemischen Anschauungen über Immunitätsvorgänge. 1927. — *Baagöe*, Klin. Wschr. **1928**. — *de Besche*, Berl. klin. Wschr. **1918** — Z. ärztl. Fortbildg **1926**. — *Biberstein*, Z. Immun.forschg 48 (1926). — *Bloch*, Arch. f. Dermat. 145 (1924). — Klin. Wschr. **1928**. — *Bloch* und *Steiner*, Arch. f. Dermat. 152 (1926). — *Bondy*, Wien. klin. Wschr. **1908**. — *Brüning*, Arch. Kinderheilk. **1927**. — *Brunner*,

Matthew, J. of Immun. **1928**. — *Cederberg*, Arch. f. Dermat. **150** (1926). — *Cicuesco-Mavromati*, C. r. Soc. Biol. **97** (1927). — *Coca*, Arch. of Path. **1926**. — *Coca, and Grove*, J. of Immun. **10** (1925). — *Doerr*, Arch. f. Dermat. **150** und **151** (1926). — *Doerr*, im Handbuch der Inneren Medizin. 1928. — *Ducret*, Inaug.-Diss. Zürich 1927. — *Dunbar*, zit. nach *Prausnitz*, Heufieber im Handbuch der pathogenen Mikroorganismen. 1927. — *Fanconi*, Schweiz. med. Wschr. **1924**. — *Flury*, Arch. f. exper. Path. **67** (1912). — *Frugoni*, Beitr. Klin. Tbk. **60** (1925). — *Fülleborn*, Arch. Schiffs- u. Tropenhyg. **30** (1926). — *Goetz*, Med. Klin. **23** (1927). — *Goldschmidt*, Münch. med. Wschr. **57** (1910). — *Gomez*, zit. nach *Braun-Seifert*, Die tierischen Parasiten des Menschen. 1926. — *Grove*, J. of Immun. **12** (1926). — *Hage*, Zbl. Bakter. **1923**. — *Halber, Hirszfeld* und *Maynzner*, Z. Immun.forschg **53** (1927). — *Hegglin*, wird in der Schweiz. med. Wschr. erscheinen. — *Hoeppli* und *Vogel*, Arch. Schiffs- u. Tropenhyg. **1927**. — *Jadassohn, J.*, Die deutsche Klinik **10** — Klin. Wschr. **1923**. — *Jadassohn, W.*, Klin. Wschr. **1926** — Schweiz. med. Wschr. **1926**. — *Jadassohn, W.* und *Zarusky*, Arch. f. Dermat. **1926** — Schweiz. med. Wschr. **1927**. — *Jaquet*, Versammlung der franz. Ges. für Dermat. und Syphiligraphie 1898; zit. nach Mh. Dermat. **1899**. — *Inhelder*, Arch. Schiffsu. Tropenhyg. **30** (1926). — *Isbeque*, C. r. Soc. Biol. **90** (1924). — *Klewitz* und *Wigand*, Klin. Wschr. **1927**. — *Kyrle*, Arch. f. Dermat. **113** (1912). — *Landsteiner*, Literatur bei *Doerr-Weichhard*, Erg.-Bd. **5**. — Klin. Wschr. **1927**. — *Levine* und *Coca*, J. of Immun. **1926**. — *Matzinger*, wird in der Z. Immun.forschg erscheinen. — *Miram*, zit. nach *Plew*, Arch. Kinderheilk. **1914**. — *Neisser*, Arch. f. Dermat. **121** (1916). — *Pentagna*, Pediatr. **30** (1922); zit. nach Zbl. f. Dermat. **1923**. — *Petroselli*, Morgagni **1922**; zit. nach Zbl. f. Dermat. **1923**. — *Pick*, zit. nach *Wells*, Die chemischen Anschauungen über Immunitätsvorgänge. 1927. — *Prausnitz* und *Küstner*, Zbl. Bakter. **86** (1921). — *Przedborski*, Berl. klin. Wschr. **43**. — *Rackemann* und *Stevens*, J. of Immun. **1927**. — *Ramel*, Rev. med. de la Suisse Romande **1927**. — *Ransom*, J. of Parasitol. **1922**. — *Ransom, Harrison* und *Couch*, J. agricult. Research **1924**. — *Samson*, Beitr. Klin. Tbk. **63** (1926). — *Schiff* und *Mendlowitsch*, Z. f. Immun.forschg **48** (1926). — *Schröpfl*, Dtsch. med. Wschr. **1926**. — *Schütz*, Dermat. Wschr. **1925**. — *Storm van Leeuwen, Z. Bien* und *Varekamp*, Pflügers Arch. **1924**. — *Storm van Leeuwen* und *Kremer*, Z. f. Immun.forschg **51** (1927). — *Strassburger*, im Handbuch der Inneren Medizin. 1926. — *Walzer*, zit. nach *Coca*, Arch. of Path. **1926**. — *Weinberg* und *Julien*, C. r. Soc. Biol. **1911**. — *Wells*, Die chemischen Anschauungen über Immunitätsvorgänge. Fischer, Jena 1927. — *Werssilowa*, Med. Obozr. Nizn. Povolz (russ.); zit. nach Mh. Dermat. **1909**.

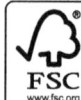

MIX
Papier aus verantwortungsvollen Quellen
Paper from responsible sources
FSC® C105338

If you have any concerns about our products,
you can contact us on
ProductSafety@springernature.com

In case Publisher is established outside the EU,
the EU authorized representative is:
Springer Nature Customer Service Center GmbH
Europaplatz 3, 69115 Heidelberg, Germany

Printed by Libri Plureos GmbH
in Hamburg, Germany